Günther Pappert · Bernd Schmölzer

Core-Training für einen gesunden Rücken

2., überarbeitete Auflage

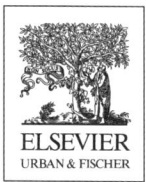

ELSEVIER
URBAN & FISCHER

URBAN & FISCHER München

Zuschriften und Kritik an:
Elsevier GmbH, Urban & Fischer Verlag, Lektorat Fachberufe, Hackerbrücke 6, 80335 München

Wichtiger Hinweis für den Benutzer
Die Erkenntnisse in der Medizin unterliegen laufendem Wandel durch Forschung und klinische Erfahrungen. Die Autoren dieses Werkes hat große Sorgfalt darauf verwendet, dass die in diesem Werk gemachten therapeutischen Angaben (insbesondere hinsichtlich Indikation, Dosierung und unerwünschten Wirkungen) dem derzeitigen Wissensstand entsprechen. Das entbindet den Nutzer dieses Werkes aber nicht von der Verpflichtung, seine therapeutischen Entscheidungen in eigener Verantwortung zu treffen.

Wie allgemein üblich wurden Warenzeichen bzw. Namen (z.B. bei Pharmapräparaten) nicht besonders gekennzeichnet.

Bibliografische Information der Deutschen Nationalbibliothek
Die Deutsche Nationalbibliothek verzeichnet diese Publikation in der Deutschen Nationalbibliografie; detaillierte bibliografische Daten sind im Internet über http://dnb.d-nb.de abrufbar.

Alle Rechte vorbehalten
2. Auflage 2010
1. Auflage 2007

© Elsevier GmbH, München
Der Urban & Fischer Verlag ist ein Imprint der Elsevier GmbH.

10 11 12 13 14   5 4 3 2 1

Für Copyright in Bezug auf das verwendete Bildmaterial siehe Abbildungsnachweis.

Das Werk einschließlich aller seiner Teile ist urheberrechtlich geschützt. Jede Verwertung außerhalb der engen Grenzen des Urheberrechtsgesetzes ist ohne Zustimmung des Verlages unzulässig und strafbar. Das gilt insbesondere für Vervielfältigungen, Übersetzungen, Mikroverfilmungen und die Einspeicherung und Verarbeitung in elektronischen Systemen.

Um den Textfluss nicht zu stören, wurde bei Patienten und Berufsbezeichnungen die grammatikalisch maskuline Form gewählt. Selbstverständlich sind in diesen Fällen immer Frauen und Männer gemeint.

Planung: Marcel Fischer
Projektmanagement: Petra Eichholz
Satz und Layout: Dieter Pappert, St. Lorenz bei Mondsee/Österreich
Druck und Bindung: Printer Trento, Trient/ Italien
Umschlaggestaltung: SpieszDesign, Neu-Ulm
Titelfotografie: Getty Images/Photodisc

ISBN 978-3-437-55071-3

Aktuelle Informationen finden Sie im Internet unter www.elsevier.de und www.elsevier.com.

INHALTSVERZEICHNIS

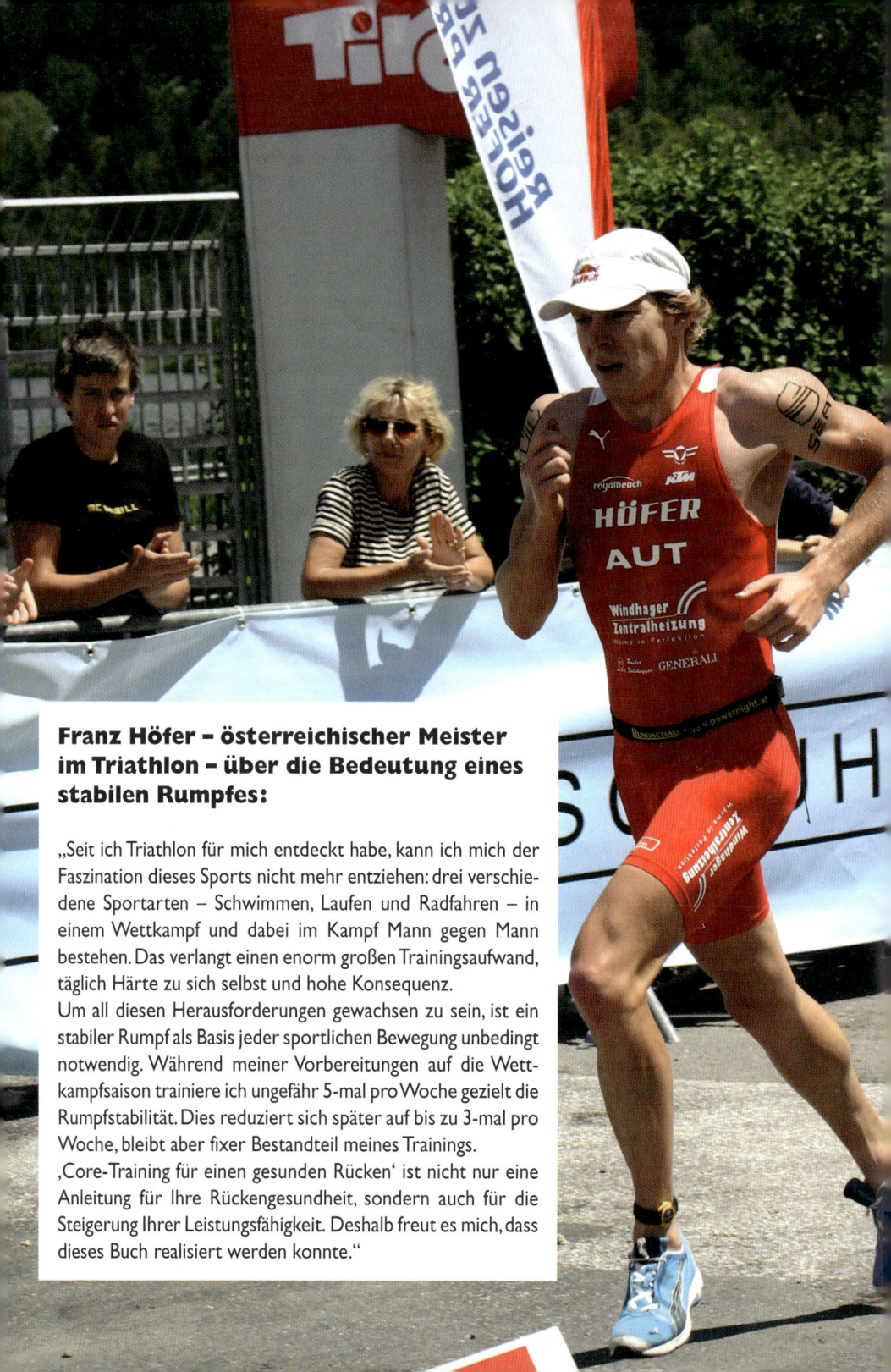

Franz Höfer – österreichischer Meister im Triathlon – über die Bedeutung eines stabilen Rumpfes:

„Seit ich Triathlon für mich entdeckt habe, kann ich mich der Faszination dieses Sports nicht mehr entziehen: drei verschiedene Sportarten – Schwimmen, Laufen und Radfahren – in einem Wettkampf und dabei im Kampf Mann gegen Mann bestehen. Das verlangt einen enorm großen Trainingsaufwand, täglich Härte zu sich selbst und hohe Konsequenz.

Um all diesen Herausforderungen gewachsen zu sein, ist ein stabiler Rumpf als Basis jeder sportlichen Bewegung unbedingt notwendig. Während meiner Vorbereitungen auf die Wettkampfsaison trainiere ich ungefähr 5-mal pro Woche gezielt die Rumpfstabilität. Dies reduziert sich später auf bis zu 3-mal pro Woche, bleibt aber fixer Bestandteil meines Trainings.

‚Core-Training für einen gesunden Rücken' ist nicht nur eine Anleitung für Ihre Rückengesundheit, sondern auch für die Steigerung Ihrer Leistungsfähigkeit. Deshalb freut es mich, dass dieses Buch realisiert werden konnte."

Bewegung ist (T)Rumpf!

Die gesamte Muskulatur des Menschen steht in ständig korrespondierenden Wechselbeziehungen, wobei der Körpermitte, also dem Rumpf, eine zentrale Steuer-, Stabilisierungs- und Dämpfungsfunktion zukommt. Im Leistungssport wird gerade deren Einfluss auf die Qualität von Bewegungen, auf gute Bewegungskontrolle und optimale Bewegungsbereitschaft wiederentdeckt. Bei der Behebung von Funktionsstörungen und Erkrankungen der Wirbelsäule spielt die Körpermitte ebenfalls eine zentrale Rolle.

Zur Prävention ist ein unsystematisches Krafttraining allein nicht ausreichend, da das komplexe Zusammenspiel aller an der Sicherung der sich ständig in Bewegung befindlichen Wirbelsäule beteiligten Muskeln ein sehr differenziertes „koordinatives" Kräftigen erfordert. Vorrangiges Ziel ist es, das Schutzkorsett Rumpf mit einer optimalen dynamischen Stabilität auszustatten. Dabei ist es mit oberflächlichen Muskeln allein nicht getan. Der sich permanent bewegende „Schiffsmast" Wirbelsäule braucht in jeder Position eine gute und sichere Takelage, die im Zusammenspiel mit Bauch-, Beckenbodenmuskulatur und Zwerchfell einen Spannungsschlauch aufbaut, um dessen physiologische Normalstellung zu garantieren und bei allen dynamischen Belastungen zu sichern und zu schützen. Bei Rückenschmerzen ist dieses Vertauungssystem und daher der Spannungsschlauch in seiner Funktion gestört. Diese Störung nur durch Anleitungen für die korrekte Haltung beim Tragen, Heben oder Sitzen beheben zu wollen, ist meist wenig erfolgreich. Eine schwache Muskulatur kann selbst bei Routinebewegungen die auftretenden Krafteinwirkungen nicht großflächig verteilen und deshalb auch nicht entsprechend abfedern.

Dieses Buch zeigt neue Wege, das komplexe Gefüge der muskulären Stabilität ganzheitlich zu verbessern. Der hohen Bedeutung einer guten eigenregulativen Koordination bei der Prävention von Rückenproblemen wird durch eine sehr variantenreiche Übungsauswahl entsprochen. Dies ist eine sehr effektive Strategie zur Vermeidung von Rückenproblemen.

Prim. Univ.-Prof. DDr. Anton Wicker
Vorstand der Univ.-Klinik für Physikalische Medizin und Rehabilitation,
Salzburger Landeskliniken, St.-Johannis-Spital

I. Einleitung

Viele Menschen sehen im menschlichen Skelett immer noch eine Art Kleiderständer, der nur dazu dient, die Muskeln ordentlich aufzuhängen. Muskeln sind jedoch keineswegs nur Ballast oder ästhetischer Aufputz für das Strandbad, sie haben einen weit größeren Einfluss auf Gesundheit und Wohlbefinden als weithin bekannt. Würde man den Empfehlungen der Sportmedizin folgen, wären tägliche Kräftigungsübungen genauso wichtig wie das Zähneputzen. Sie stützen und schützen nicht nur den passiven Bewegungsapparat, sondern regulieren auch biochemische Vorgänge, beeinflussen das Hormonsystem, stärken das Immunsystem und erhöhen den Kalorienverbrauch.

Dieser Empfehlung Gehör zu verschaffen, wäre gesundheitspolitisch von höchster Priorität, denn der durch Bewegungsmangel verursachte kollektive Muskelschwund fordert seinen Tribut. Untersuchungen haben gezeigt, dass 75% der berufstätigen Erwachsenen die Minimalanforderungen für die Prävention von Funktionsbeeinträchtigungen des Bewegungsapparates nicht erfüllen. Kein Wunder also, dass fast 85% aller Mitteleuropäer im Laufe ihres Lebens irgendwann mit Rückenproblemen zu tun haben (Streicher 2004). Diese Tendenz ist steigend und trifft immer jüngere Personen. So werden Bandscheibenleiden bereits bei Schulkindern diagnostiziert.

Selbst wer sich bewegt, ist gefährdet. Das moderne Freizeitsportspektrum fordert vorwiegend die Muskulatur der unteren Extremitäten, vernachlässigt hingegen die die Wirbelsäule stützende Rumpf- und Oberkörpermuskulatur. Dies hat zur Folge, dass auch bei ausreichender Bewegung das muskuläre Schutzkorsett seinen Aufgaben nicht immer gerecht wird.

Nach dem derzeitigen wissenschaftlichen Erkenntnisstand sind muskuläre Defizite primäre Verursacher von Funktionsstörungen und Erkrankungen der Wirbelsäule. Rückenprobleme können ohne ein ausreichendes muskuläres Schutzkorsett weder verhindert noch nachhaltig behoben werden. Damit dieses Korsett seine Stütz- und Sicherungsaufgaben für die Wirbelsäule im Alltag und beim Sport erfolgreich bewältigen kann, muss es, ähnlich einem erdbebensicheren Gebäude, über dynamische Stabilität verfügen. Diese Stabilität ist uns weitgehend verloren gegangen.

Dieses Buch konzentriert sich vorwiegend auf den Aufbau eines muskulären Schutzkorsetts. Es richtet sich an Leser mit Wirbelsäulenproblemen, unterstützt aber ebenso den Übungsleiter aus allen Bereichen des Gesundheitssports und Fitnesstrainings, genauso wie den ambitionierten Freizeitsportler, der sich Anleitungen für ein − seinen Sport begleitendes − Muskeltraining holen möchte.

 Ein stabiler Rumpf ist die Basis für jedes alltagsgerechte Krafttraining!

Das englische Wort „Core" (Kern) soll die Bedeutung der tiefliegenden Muskeln für die Körperhaltung (posturale Stabilität) und das Bewegungsgeschehen pointiert hervorheben. Die Bezeichnung „Core Stabilization" (Stabilisation) kennzeichnet folgerichtig ein Trainingskonzept mit der Fokussierung auf die innere Muskulatur, insbesondere auf die innere Rumpfmuskulatur. Da die tiefliegende Muskulatur jedoch nur einen Teilbereich jenes hochkomplexen Netzwerkes darstellt, das für die dynamische Stabilität von Rumpf und Gelenken verantwortlich zeichnet, wird unter dem Sammelbegriff Core-Training inzwischen immer öfter die Koordinierung, Stabilisierung und Kräftigung der oberflächlichen Muskulatur mit einbezogen. Ganzheitliches Core-Training ist auch nach unserem Verständnis mehr als nur die Stabilisierung der gelenksnahen Muskulatur.

Die Bedeutung der Körpermitte als Zentrum des gesamten Bewegungsgeschehens ist schon lange bekannt. Aber erst jüngere Forschungen haben etwas Licht in das hochkomplexe neuromuskuläre Zusammenspiel gebracht, das die Körpermitte zum Zentrum all unserer Bewegungen macht. Demzufolge kann der Rumpf als doppelwandiger Zylinder verstanden werden, wobei die innere Wand des Zylinders für die Stabilität und Feinjustierung der Wirbelsäule verantwortlich ist, während die äußere Wand die Bewegung selbst, aber auch die Stabilisierung der Gelenke bei der Bewegung und die Bewegungskontrolle übernimmt. Zwerchfell und Beckenbodenmuskulatur sind als Deckel und Boden dieses Zylinders zu verstehen.

Muskeln und Muskelgruppen werden dabei ständig von den neuronalen Systemen kontrolliert und koordiniert. Nur dadurch ist gewährleistet, dass die Körpermitte jene dynamische Stabilität erhält, die die Wirbelsäule in jeder Körperlage und bei allen Bewegungen sichert und schützt.

Diese koordinativ-dynamische Stabilität hat auch Einfluss auf die Bewegungsqualität an sich. Je besser das Zusammenspiel der Muskulatur funktioniert, desto souveräner und sicherer fallen alle Bewegungen aus. Aus diesem Grund ist Core-Training nicht nur für den gesunden Rücken von Bedeutung, sondern spielt auch in der Leistungsoptimierung des Spitzensportlers eine zentrale Rolle.

Es ist leicht nachvollziehbar, dass zur Erhaltung und Verbesserung des komplizierten Netzwerks aus Muskulatur, Sehnen, Bändern, Knochen und dem Nervensystem ein einfaches Krafttraining allein nicht ausreicht. Alle Komponenten des Netzwerks müssen – obwohl sie funktionell zusammenhängen und sich gegenseitig beeinflussen – auch unterschiedlich trainiert werden.

In diesem Ratgeber wird erstmals ein Core-Trainings-Konzept vorgestellt, bei dem die Rumpfmuskulatur über ein aufeinander aufbauendes Modulsystem optimiert wird.

Ein leistungsfähiges und belastbares Haltungs- und Bewegungssystem ist das Ergebnis eines überaus komplexen, aktiven Zusammenspiels von Muskeln, Bändern, Sehnen, Rezeptoren und Knochen. Bei der Bewegung selbst werden nicht nur Muskelsysteme aktiv, die die Bewegung ausführen, sondern auch solche, die die beteiligten Gelenke bei dieser Bewegung stabilisieren. Und selbst das ausführende Muskelsystem muss noch Teile der aktivierten Muskulatur für die Bewegungskontrolle bereitstellen.

Damit dieses Zusammenspiel reibungslos klappt, benötigt es außerdem ein gut funktionierendes Steuer- und Kontrollzentrum. Dafür ist die zentrale Informationsverarbeitung im Gehirn mit den peripheren Nervenbahnen und den dazugehörigen Propriozeptoren zuständig. Da der Mensch der Schwerkraft ausgesetzt ist, muss das Muskel-Teamwork auch in Ruhephasen aktiv sein.

Biologische Systeme benötigen zur Aufrechterhaltung ihrer optimalen Funktion ständig angemessene Belastungsreize. Dies gilt auch für die Muskulatur. Bleiben diese über längere Zeiträume aus oder werden einseitig (z.B. durch Fehlhaltungen) gesetzt, wird das komplexe Zusammenspiel gestört. Es kommt zu Fehlbelastungen des Gelenks und der beteiligten Strukturen. Die Folge sind Funktionsstörungen und Schmerzen. Oft ist dafür nicht die schwache Stützmuskulatur an sich, sondern das mangelhafte Zusammenspiel der stützenden Muskelgruppen verantwortlich.

Das Wissen um die Bedeutung einer starken Körpermitte für Körperhaltung und Bewegungsqualität ist nicht neu und in mehreren bewährten Konzepten wie Yoga, Pilates oder Feldenkrais enthalten. Die Idee, Rumpfstabilisierung systematisch für die Prävention und Therapie von Rückenbeschwerden einzusetzen, wurde jedoch erst vor etwas mehr als einem Jahrzehnt geboren. Australische Ärzte fanden damals heraus, dass einige Patienten mit Rückenschmerzen nicht in der Lage waren, die tiefliegenden Haltemuskeln des Rumpfes zu aktivieren. Ein gesundes Bewegungssystem aktiviert hingegen diese Muskeln automatisch, bevor es Bewegungen der Extremitäten initiiert.

Das **Erklärungsmodell** (Abb. 1 nach Panjabi [1992]) ist ein guter Ansatz, um die komplexen Vorgänge rund um die muskulären Aufgaben der Gelenksstabilisation zu verdeutlichen: Ausgehend von seiner Nullposition hat jedes Gelenk einen geringen Bewegungsbereich (in alle Richtungen), der ohne oder mit geringstem Widerstand durch die umgebenden Strukturen durchgeführt werden kann. Panjabi nennt diesen Bereich **neutrale Zone**.

Den eigentlichen Bewegungsbereich bis hin zur Endposition, der außerhalb dieser Zone liegt, bezeichnet er als **elastische Zone**, weil hier der Bewegung bereits Widerlager durch die kontralateralen Muskelgruppen und die passiven Strukturen entgegengebracht werden. Je mehr sich eine Bewegung der Endposition nähert, desto stärker werden die bremsenden Kräfte.

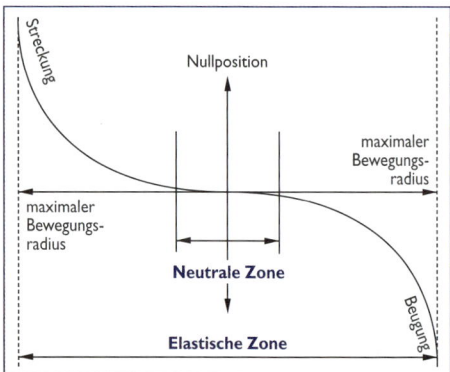

Abb. 1: Phasen des Bewegungsradius' innerhalb eines Gelenks (nach Panjabi 1992).

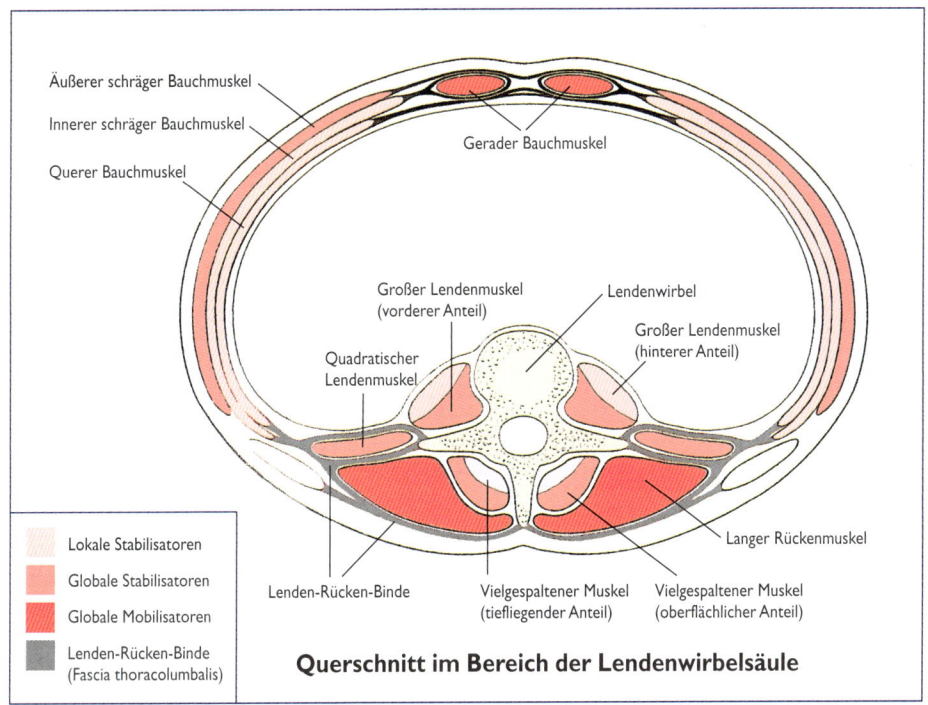

Querschnitt im Bereich der Lendenwirbelsäule

Äußerer schräger Bauchmuskel
Innerer schräger Bauchmuskel
Querer Bauchmuskel
Gerader Bauchmuskel
Großer Lendenmuskel (vorderer Anteil)
Lendenwirbel
Großer Lendenmuskel (hinterer Anteil)
Quadratischer Lendenmuskel
Langer Rückenmuskel
Lenden-Rücken-Binde
Vielgespaltener Muskel (tiefliegender Anteil)
Vielgespaltener Muskel (oberflächlicher Anteil)

Lokale Stabilisatoren
Globale Stabilisatoren
Globale Mobilisatoren
Lenden-Rücken-Binde (Fascia thoracolumbalis)

Abb. 2: Die Muskulatur des Rumpfes nach ihrer Funktion für die Rumpfstabilität (nach Gottlob 2006).

Lokale Stabilisatoren	Globale Stabilisatoren	Globale Mobilisatoren
Vielgespaltener Muskel (M. multifidus), tiefliegender lumbaler Anteil	Vielgespaltener Muskel (M. multifidus), oberflächlicher Anteil	Langer Rückenmuskel (M. longissimus)
Großer Lendenmuskel (M. psoas major), hintere Anteile	Großer Lendenmuskel (M. psoas major), oberflächlicher Anteil	Quadratischer Lendenmuskel (M. quadratus lumborum), äußere Fasern
Querer Bauchmuskel (M. transversus abdominis)	Äußerer schräger Bauchmuskel (M. obliquus externus abdominis)	Gerader Bauchmuskel (M. rectus abdominis)
Innerer schräger Bauchmuskel (M. obliquus internus abdominis)	Quadratischer Lendenmuskel (M. quadratus lumborum), schräge Fasern	Darmbeinrippenmuskel (M. iliocostalis), Brustwirbelsäulenbereich
Zwerchfell (Diaphragma)	Teile der Beckenbodenmuskulatur	
Beckenbodenmuskulatur		

Abb. 3: Die Strukturierung der wichtigsten den Rumpf und die Wirbelsäule stabilisierenden Muskulatur (nach Comerford 2001).

Entsprechend ihrer Funktion für die Rumpfstabilisation unterschied Bergmark (1989) zwischen zwei Muskelsystemen:

A) **Das innere, lokale System,** das aus den tiefliegenden, in unmittelbarer Nähe zur Wirbelsäule situierten Muskeln besteht (s. Abb. 2). Diese Muskeln sind nach Panjabi für die Kontrolle und lokale Stabilität sowie die intersegmentalen Gelenksbewegungen in der „neutralen Zone" verantwortlich. Vereinfacht gesagt ist das innere System für die Feinjustierung der Wirbelsäule zuständig.

B) **Das globale System** oder die äußeren Muskelgruppen. Dieses Muskelsystem ist zuständig für die dynamische Stabilität, für die Kontrolle und die Koordination der Bewegungen in der „elastischen Zone".

Basierend auf dieser Kategorisierung haben Comerford und Mottram (2001) diese Klassifizierung weiterentwickelt und das äußere System in die vorwiegend Halte- und Kontrollfunktionen leistenden **globalen Stabilisatoren** und die primär für die Bewegung (mit größeren Veränderungen der Muskellänge und Gelenkswinkel) zuständigen **globalen Mobilisatoren** unterteilt.

Dem äußeren System lassen sich wiederum mehrere Muskelschlingen-Systeme zuordnen, die zumeist über diagonal verlaufende Ketten korrespondieren und für die globalen Halte-, Kraftableitungs- und Bewegungsaufgaben zuständig sind. Diese Schlingensysteme leisten einen wesentlichen Beitrag zur dynamischen Rumpfstabilität.

Funktionelle Muskelschlingen-Subsysteme des äußeren (globalen) Systems

Die Pfeile in den Abbildungen zeigen an, dass die Muskeln jeweils entgegengesetzt arbeiten. Wenn eine Muskelgruppe kontrahiert, dehnt bzw. spannt sich die andere.

In bestimmten Haltepositionen stabilisieren sie Becken und Wirbelsäule über eine gemeinsame Kontraktion. Bei großflächigen Bewegungen (z. B. bei Beuge- oder Drehbewegungen des Rumpfes) übernehmen sie auch Kontroll- und Stabilisierungsaufgaben.

Beide, gegenläufige wie synchrone Kontraktionen, erfordern eine sorgfältig abgestimmte Steuerung. Dabei müssen die beteiligten Muskeln ständig ihren Spannungszustand verändern und ihre Länge den jeweiligen Anforderungen anpassen.

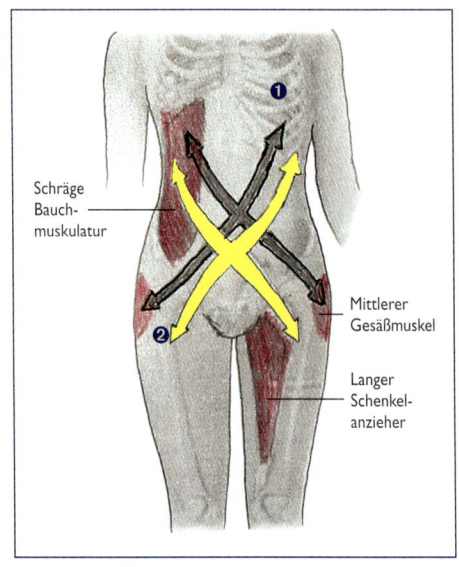

Schräge Bauchmuskulatur

Mittlerer Gesäßmuskel

Langer Schenkelanzieher

Vorderes Diagonal-System

Abb. 4: Es wird im Wesentlichen von zwei diagonalen Ketten gebildet:
❶ *Schräge Bauchmuskulatur – mittlerer Gesäßmuskel*
❷ *Schräge Bauchmuskulatur – langer Schenkelanzieher*

Beide Ketten finden ihre Fortsetzung in der Schultergürtelmuskulatur (Sägemuskel und Rautenmuskel) und in Ketten, die von der Wirbelsäule zur unteren Extremität reichen. Wichtigste Funktion: Kombinierte Dreh- und Neigebewegungen des Rumpfes.

Hinteres Diagonal-System

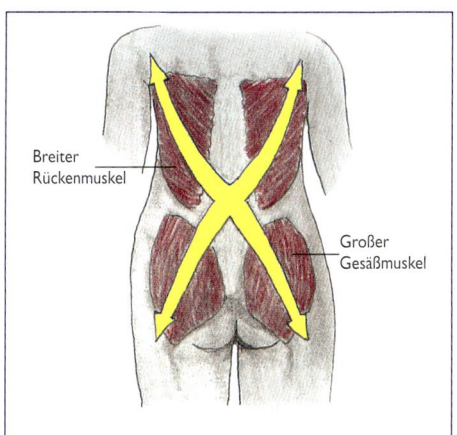

Abb. 5: Breiter Rückenmuskel – großer Gesäßmuskel, verbunden über die Lenden-Rücken-Binde (Fascia thoracolumbalis). Wichtigste Funktion: Dreh- und Streckbewegung des Rumpfes.

Hinteres tiefes Längssystem

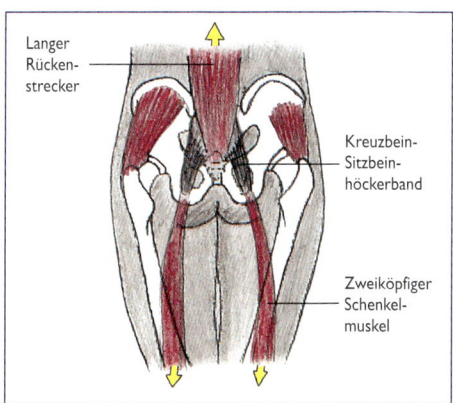

Abb. 6: Langer Rückenstrecker (Erector spinae) – Kreuzbein-Sitzbeinhöckerband (Ligamentum sacrotuberale) – zweiköpfiger Schenkelmuskel (M. biceps femoris), verbunden über die Lenden-Rücken-Binde (Fascia thoracolumbalis). Wichtigste Funktion: Streckbewegungen des Rumpfes.

Seitliches Diagonal-System

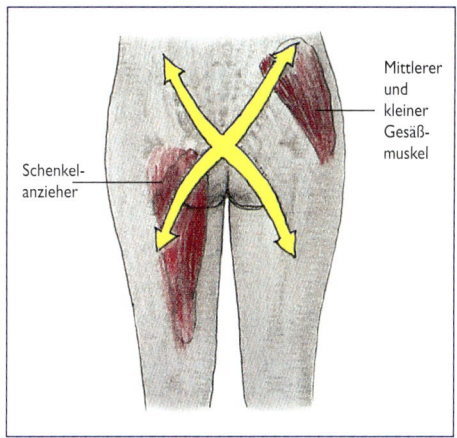

Abb. 7: Schenkelanzieher – mittlerer und kleiner Gesäßmuskel (Abduktoren). Wichtigste Funktion: Stabilisierung des Beckens beim Gehen.

Eine neuere Theorie sieht diese Muskelschlingen in ein umfassendes dynamisches Gesamtsystem aus Rumpfmuskeln und Faszien integriert. Je nach Bedarf werden bestimmte Schlingensysteme bei- oder zugeschaltet. Dafür spricht, dass die dargestellten Muskelschlingen keinen Anfangs- und Endpunkt haben, sich manchmal gegenseitig überlappen oder interaktiv arbeiten (Lee 2004).

Forschungen haben gezeigt, dass die Muskeln des inneren Systems antizipatorisch der Aktivierung der globalen Muskeln vorgeschaltet werden. Daraus resultiert die Annahme, dass für beide Systeme unterschiedliche Aktivierungsmechanismen gelten müssen. Wissenschaftliche Untersuchungen der Muskulatur belegen, dass niedrigschwellig-koordinative Bewegungsformen eher die lokalen Systeme ansprechen, während die globalen Systeme mehr durch intensivere, ausladende Gelenksbewegungen verbessert werden.

Eine ganzheitliche Rumpfstabilisation darf sich deshalb nicht nur auf die „Stabilisation" in ihrem ursprünglichen Sinn beschränken, sondern muss **alle** Komponenten erfassen, die für die muskuläre Schutzfunktion der passiven Systeme und insbesondere der Wirbelsäule **in jeder Lage und bei jeder Beanspruchung** verantwortlich sind.

Die in vielen neuen Rückentrainingskonzepten zu beobachtende Fokussierung auf die posturale Stabilität mag als Primärintervention in vielen Fällen positive Wirkungen zeigen, reicht jedoch für ein nachhaltiges und wirkungsvolles Präventivtraining nicht aus!

Alle Komponenten dieses hocheffizienten Systems müssen – einem Orchester vergleichbar – eng zusammenarbeiten, um schlussendlich die dynamische Stabilität der Wirbelsäule zu sichern.

Dabei wird die Qualität dieses Orchesters vom optimalen Zusammenspiel folgender Instrumente beeinflusst:

- vom Vorschalten und der Ko-Kontraktion der tief gelegenen Haltemuskeln

- von der Leistungsfähigkeit und Koordination der großen Halte- und Bewegungsmuskeln des Rumpfes

- von der optimalen Verspannung der Muskelbinden des Rumpfes

- von einer ausreichenden Kraftleistung aller Muskeln des Körpers

- von einer ausreichenden Beweglichkeit von Wirbelsäule und den Hauptgelenken.

Zum besseren Verständnis werden im folgenden Kapitel die Aufgaben der einzelnen Instrumente genauer dargestellt.

3.1 Aufgaben des inneren Systems

- **Stabilisation und Feinjustierung der Wirbelsäule in der Neutralposition**
- **Vorbereitende und begleitende Aktivierung bei Bewegungen**

Dem inneren System sind nach Panjabi die tiefliegenden, näher zum Gelenk positionierten Muskeln zuzurechnen. Sie sind in ihrer Länge nur wenig veränderbar und haben deshalb kaum Einfluss auf großflächige Bewegungen. Primäre Aufgabe der lokalen Muskeln ist es, die Wirbelsäule so zu stabilisieren, dass andere Muskeln den Rumpf bewegen können, ohne dabei die Funktion der Wirbelsegmente zu beeinträchtigen. Dazu werden sie im Verbund aktiviert und den Aktivitäten der Bewegungsmuskeln vorgeschaltet. Sie stellen gleichsam die Position der Gelenkkörper antizipatorisch vor der Bewegung ein.

Bei Personen mit Rückenproblemen ist diese Vorschaltung verzögert bzw. gestört. Der schützende antizipatorische Stabilisationsmechanismus für die Wirbelsäule kann deshalb nicht rechtzeitig wirksam werden. Eine australische Untersuchung (Richardson 1999) zeigte, dass nur 10% einer Probandengruppe mit Rückenproblemen die tiefer liegende *quere* Bauchmuskulatur (M. transversus abdominis) aktivieren konnte, gegenüber 82% einer Vergleichsgruppe ohne Wirbelsäulenprobleme.

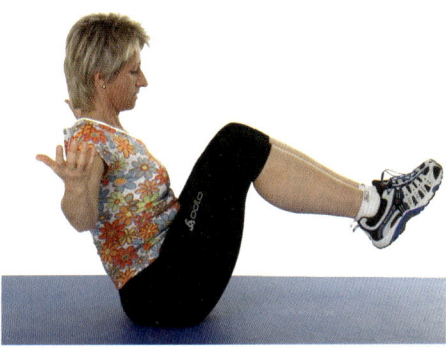

Abb. 8: Niedrigschwelliges Aktivieren bei einer propriozeptiv-koordinativen Übung. Aufgrund der neutralen Position der Wirbelsäule werden bei dieser Übung auch die tiefen Haltemuskeln aktiviert.

 Propriozeptoren liefern uns Informationen aus der Muskulatur und ermöglichen es dadurch, regulativ in die Bewegung einzugreifen. Diese Bewegungsregelung beinhaltet aber nicht nur die „Tiefensensoren" als körperinterne Signalgeber, sondern auch Sensoren unseres Gehörsinns (vestibuläre Information) und Informationen, die durch Berührung oder Bewegung der Haut entstehen (taktile Informationen). Besonders wichtig in diesem sensorischen Konzert sind Schmerzrezeptoren (Nozizeptoren), die einen wesentlichen Einfluss auf die Bewegungsregulation haben.
Die Gesamtheit dieser körperinternen Sensoren liefert nach Mulder (2007) körpergebundene oder interne Informationen. Das visuelle System versteht er als umweltgebundene oder externe Information. Die visuelle Wahrnehmung überwiegt den Hörsinn, auch im Hinblick auf die internen Sensoren. Zusammenfassend müssen wir – um eine ganzheitliche Bewegungsregelung zu erreichen – die Propriozeption in ein Gesamtsystem der Sensomotorik eingliedern. In ihrer Gesamtheit beeinflussen die Sensoren wesentlich unsere Motorik und die posturale Stabilität.

Für eine optimale Funktion können motorische Kontrolle und Koordination der lokalen Stabilisatoren über bestimmte willentliche Aktivierungen (z.B. Spannen – Entspannen) entwickelt werden. Koordinative Übungen, die unsere Sensomotorik ansprechen, aktivieren das innere System. Diese Übungen (siehe Kap. 6.4) verbessern die Eigenwahrnehmung und die Fähigkeit, daraus eine koordinierte Bewegung abzuleiten. Deshalb sind sie besonders geeignet, das neuromuskuläre Zusammenspiel und die Bewegungskontrolle zu optimieren. Gerade bei der Sicherung der Wirbelsäule spielt die Eigenregulation (die Fähigkeit der Muskulatur, die Stütz- und Schutzfunktion selbst steuernd zu gewährleisten) eine große Rolle.

dynamischen Stabilität von Rumpf und Gelenken.

Die „globale" Halte- und Bewegungsmuskulatur wird am besten durch kombinierte Übungsformen verbessert, bei denen statische Haltearbeit des Rumpfes mit dynamischen Bewegungen der Extremitäten gekoppelt werden. Um dabei auch die wichtigen diagonal verlaufenden Muskelschlingen im äußeren System (vgl. Kap. 2) zu optimieren, sollten öfters auch Diagonalbewegungen der Extremitäten mit höheren Belastungen eingesetzt werden. Damit lässt sich die sorgfältige exzentrische Aktivierung der kontralateralen Muskeln, die ihre Aktivität entsprechend der Arbeit der Gegenspieler dosiert reduzieren müssen, besser entwickeln. Diese ist wichtig, um

3.2 Aufgaben des äußeren Systems

- **Dynamisches Stabilisieren**
- **Bewegungskontrolle**
- **Gut koordiniertes Bewegen**

Die globalen Stabilisatoren sind primär für die dynamische Stabilität zuständig, d. h. sie kontrollieren und stabilisieren die Bewegung über die komplette Bewegungsamplitude. Sie sind konzentrisch aktiv, exzentrisch kontrollierend und isometrisch tätig. Um ein Gelenk in einer Position zu fixieren, müssen sie – mit unterschiedlicher Intensität – gleichzeitig aktiv werden. Im Rumpfbereich sind sie für die „widerlagernde" Stabilisation einzelner Wirbelsäulen-Segmente bei Beuge- und Streckbewegungen zuständig. (Comerford 2001)

Die globalen Bewegungsmuskeln wiederum sorgen für die Bewegung über den kompletten Radius. Sie sind bei hoher Belastung aktiv, dämpfen und bewegen bei großflächigen Arbeitsweisen. Werden Bewegungen ökonomisch fließend durchgeführt, leisten die Bewegungsmuskeln einen nicht zu unterschätzenden Beitrag zur

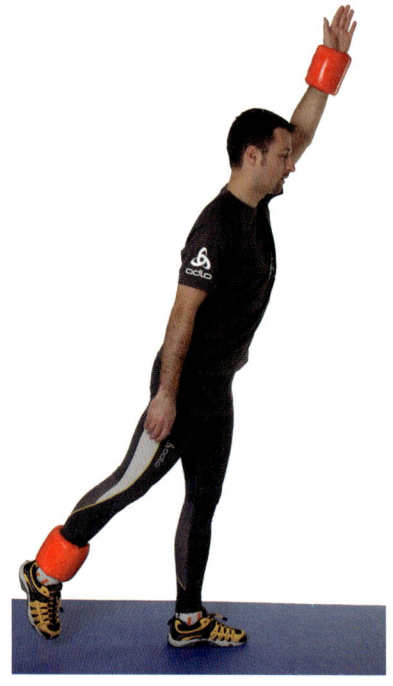

Abb. 9: Diagonalbewegung mit synchroner Aktivierung der großen Halte- und Bewegungsmuskeln des Rumpfes. Die Wirbelsäule bleibt durch die symmetrische Lastverteilung in ihrer neutralen Position.

Dämpfungsvorgänge möglichst elastisch verlaufen zu lassen. Dabei sollten die Belastungsreize – wie übrigens bei allen anderen Übungen auch – möglichst symmetrisch auf die Körpermitte einwirken, um stets für ein planes Be- und Entlasten der Bandscheiben zu sorgen.

3.3 Optimale Verspannung der Muskelbinden

Die Faszien aus Bindegewebe umschließen die Muskeln oder Muskelgruppen. Für die dynamische Stabilität spielt neben den Faszien der vorderen Bauchwand die Lenden-Rücken-Binde (Fascia thoracolumbalis) eine besondere Rolle. Sie besteht aus drei unterschiedlich tief liegenden Schichten und umspannt den gesamten Bereich der Brust- und Lendenwirbelsäule. Nach Tittel (2003) bildet sie eine Art Kanal, in der die tiefen Rückenmuskeln verlaufen und dadurch an die Wirbelsäule gefesselt werden.

Ihre Aufgabe besteht darin, Stoß-, Zug- oder Scherkräfte, die durch einseitige oder spontane Belastungen auftreten, abzufangen und dadurch die Wirbelsäule zu entlasten.

Die eingeschränkte Elastizität der Faszien hat zur Folge, dass sie die Stützfunktion erst durch eine optimale Verspannung durch die mit ihr verbundenen Muskeln übernehmen können. Man stelle sich ein Zelt vor, dessen Spannleinen die beteiligten Muskeln darstellen. Hängt das Zeltdach durch, weil keine synchrone bzw. ausbalancierte Spannfunktion vorliegt, ist die Schutzfunktion nicht mehr optimal gegeben. Deshalb müssen alle beteiligten „Spannmuskeln", insbesondere der quere Bauchmuskel, entsprechend aktiviert werden.

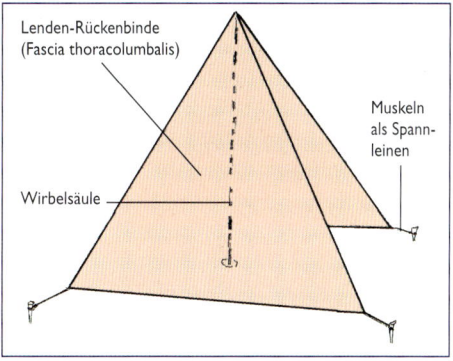

Abb. 10: Die Lenden-Rücken-Binde als Zeltdach, das erst dann die Wirbelsäule aktiv schützen kann, wenn die muskulären Spannleinen synchron kontrahieren (nach Porterfield, DeRosa 1998).

3.4 Gute allgemeine Koordination

Neben der hochkoordinativen Feinjustierung des inneren Systems und dem guten Zusammenspiel der die Bewegung kontrollierenden und stabilisierenden Muskelsysteme ist auch eine gute allgemeine Koordination erforderlich. Sie unterstützt das komplexe Zusammenspiel aller an der Stabilisation beteiligten Muskeln und trägt dazu bei, dass auf alle motorischen Herausforderungen des Alltags gut koordinierte Bewegungsantworten gegeben werden können. Denn je mehr Bewegungsmuster unser zentrales Nervensystem gespeichert hat, desto sicherer und souveräner fallen diese Antworten aus.

Um die allgemeine Koordination zu verbessern, bedarf es deshalb vielfältiger und variantenreicher Muskelarbeit. Aus diesem Grund sollten Trainingsübungen an Krafttrainingsmaschinen auf jeden Fall durch Übungsformen mit freien Ge-

 Bei vielen Menschen ist eine ausreichende Verspannung nicht gegeben, weil sie entweder generelle Muskeldefizite haben oder die mit ihr verbundenen Muskeln nicht optimal korrespondieren (siehe auch Kapitel 2). Punktuell auftretende Kräfte können dann nicht flächig abgeleitet werden.

wichten ergänzt werden. Unter den Freizeitsportarten sind es vor allem die Spiele und Sportarten wie Turnen, Tanz, Gymnastik, die unsere allgemeinen koordinativen Fähigkeiten verbessern. In den letzten Jahren sieht man immer mehr Sportler mit sog. „Slacklines" in Parks o.ä. Dieses „Seiltanzen" spricht speziell junge Personen an.

3.5 Gut ausgebildete allgemeine Kraftleistungsfähigkeit

Ohne eine minimale Kraftleistungsfähigkeit aller Muskeln des Körpers lässt sich weder eine zufrieden stellende Koordination erreichen noch ein funktionierendes Stützsystem für den Bewegungsapparat aufbauen.

So wäre z. B. eine ganzheitliche Rumpfstabilisation ohne eine leistungsfähige Schulter- und Beckenmuskulatur nicht zu erreichen. Manche Autoren sehen in der Schulter- und oberen Rückenmuskulatur ein zusätzliches stabilisierendes Kernsystem für die oberen Extremitäten.

Deshalb muss jedes Wirbelsäulentraining mit allgemeinen Kräftigungsübungen für diese Muskelgruppen ergänzt werden. Generell ist in der Primärprävention das Kraftausdauertraining dem reinen Krafttraining vorzuziehen, wobei letzteres ebenfalls ein wichtiger Bestandteil sein sollte.

3.6 Ausreichende Beweglichkeit

Die Beweglichkeit der Wirbelsäule hat ebenfalls präventive Bedeutung. Gibt es in der anatomisch normalen Bewegungsamplitude innerhalb eines Gelenks Einschränkungen, kann es leichter zu Dysbalancen, Schädigungen oder Verletzungen kommen.

Eine gute bzw. zumindest ausreichende Bewegungsamplitude (ROM = RANGE OF MOTION) wird entgegen früherer Ansichten keineswegs nur durch statische Dehnung („Stretching") erreicht. Hier sollten öfters Kräftigungsübungen über die gesamte ROM durchgeführt und die Antagonisten gekräftigt werden.

Für ein optimal „dynamisch-stabiles" Korsett ist es sinnvoll, alle beteiligten Komponenten systematisch und aufbauend zu entwickeln.

In diesem Modell werden alle Leistungskomponenten über ein aufbauendes Modulsystem verbessert. Wird eine Komponente (Stufe) vernachlässigt, ist eine optimale Stabilität nicht mehr gewährleistet.

In der Praxis lassen sich die meisten Übungsformen zwar einer bestimmten Stufe schwerpunktmäßig zuordnen, sie beeinflussen aber auch alle anderen Faktoren positiv.

Die vier Übungsstufen für einen dynamisch-stabilen Rumpf

Stufen	Bausteine	Übungsschwerpunkte
STUFE 4: **Rumpfkräftigung** **(Core-Strengthening)**	dynamisches und statisches Kräftigen	dynamische Übungsformen im intensiven Kraftausdauerbereich vorwiegend statische Ganzkörper-Stabilisierungsübungen
STUFE 3: **Rumpfkoordination** **(Core-Coordination)**	koordinationszentriertes Muskeltraining	komplexe Übungsformen mit moderaten Belastungen unter ständig wechselnden Bedingungen
STUFE 2: **vorbereitende** **Stabilisation** **(Core-Stabilization)**	sensomotorisch-koordinative Übungsformen	komplexe Übungsformen mit niedrigschwelligen Belastungen
STUFE I: **Spannungsaufbau** **(Muscle-Activation)**	bewusstes Aktivieren	Wechsel zwischen Spannung und Entspannung

LEISTUNG

Abb. 11: Vier Übungsstufen für einen dynamisch-stabilen Rumpf.

An einer einfachen, aber wirkungsvollen Übung für die Bauchmuskulatur lässt sich die Komplexität der Rumpfmuskulatur sehr gut erfühlen. Die Übung lässt sich im Sitzen an jedem Tisch leicht durchführen.

Ausgangsposition:

Sitz in der Sesselmitte, den Oberkörper leicht vorgeneigt, wobei der Rücken gerade gehalten werden soll (Wirbelsäule in neutraler Position). Unterarme werden auf der Tischfläche aufgelegt. Kopf nicht vorneigen.

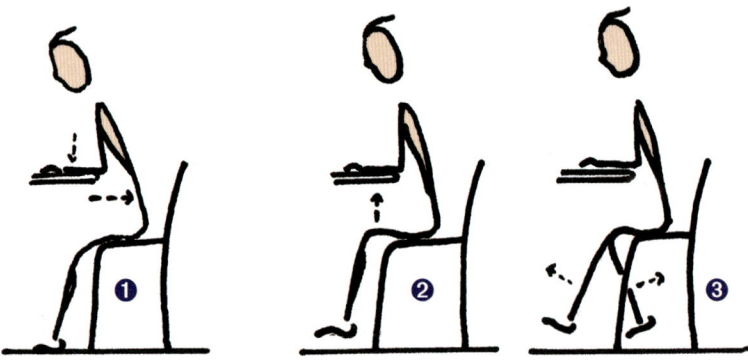

Abb. 12: Übung für die Bauchmuskulatur.

❶ **Die tiefe Haltemuskulatur vorschalten.**

Bewusst die Bauchdecke nach innen und die Beckenbodenmuskulatur nach oben ziehen. Den Brustkorb anheben. Leichter Druck über die Unterarme auf die Tischoberfläche.

❷ **Zuschalten der globalen Muskulatur durch Anheben der Knie.**

Etwa 2 Sekunden halten und wieder absenken. Koppeln Sie dabei den Atemrhythmus an die Bewegung. Anheben und ausatmen, absenken und einatmen.

❸ **Intensivierung durch zusätzliche dynamische Arbeit.**

Wechselseitiges Vor- und Rückschwingen der Unterschenkel. Oberschenkel verbleiben dabei in annähernd waagerechter Position.

Wie lang und wie oft soll ich üben?

Unsere Muskulatur hat leider die unangenehme Eigenschaft sich zurückzubilden, wenn sie nicht ausreichend gefordert wird. Deshalb ist regelmäßiges – am besten tägliches – Üben eine Notwendigkeit. Dabei gilt: Nicht die genaue Orientierung an den Trainingsanleitungen ist entscheidend, sondern möglichst oft und regelmäßig zu üben – und dies ein Leben lang.

Um erste nachhaltige Trainingswirkungen (z. B. eine verbesserte Bauchmuskulatur) zu erreichen, müssen Sie über einen längeren Zeitraum (mindestens drei Monate) kontinuierlich zwei- bis dreimal wöchentlich üben.

Natürlich können Sie sich auch exakt an den Angaben in den Basisprogrammen orientieren. Die im Übungspool angegebenen Wiederholungszahlen gelten für mäßig trainierte Personen.

Programmvarianten

Einsteiger
Wenig trainierte Personen, Anfänger. Hier steht das Wiedererlangen der Bewegungskontrolle im Vordergrund.

Mäßig trainierte Personen
Mäßig trainiert mit Bewegungserfahrung. Programmschwerpunkt ist hier das koordinative Kräftigen.

Trainierte Personen
Ganzheitliche Rumpfstabilisation mit Schwerpunkt Kräftigen steht in dieser Variante im Mittelpunkt.

Nicht nur das gesamte Programm, sondern auch die einzelnen Übungsformen lassen sich diesem Schema zuordnen. Aus diesem Grunde sind alle Übungen mit einem Symbol für den Schwierigkeitsgrad gekennzeichnet.

Welche Übungen soll ich einsetzen?

Zum systematischen Aufbau eignen sich natürlich unsere vorgegebenen Programmvarianten am besten. Sie wählen Ihrem Leistungsstand entsprechend die für Sie geeignete Variante aus und orientieren sich an den vorgegebenen Richtlinien. Sollten Sie Ihre Leistungsstufe noch nicht genau einschätzen können, nehmen Sie dabei lieber die leichtere als die schwerere Variante.

Richtlinien

Einsteiger und mäßig trainierte Personen:

Im 1. Monat:
2–3-mal pro Woche 15–20 Minuten

Ab dem 2. Monat:
3–4-mal pro Woche 20–30 Minuten

Trainierte Personen:
4–5-mal pro Woche 20–40 Minuten

Nachhaltige Verbesserungen stellen sich bei wenig trainierten Personen nach 4–5 Wochen ein.

Anfangs unbedingt zwei Tage Regenerationspause zwischen den Einheiten einhalten. Bei gutem Trainingszustand reicht ein Tag Pause aus.

Entwickeln Sie ein Gespür für den richtigen Belastungsgrad! Der ist dann korrekt, wenn Sie sich am Ende jeder einzelnen Übung belastet, aber nicht überfordert fühlen.

Kennzeichnung des Schwierigkeitsgrades in den Übungen

✳ Blau: Wenig trainierte Personen

✴ Rot: Mäßig trainierte Personen

✴ Schwarz: Trainierte Personen

Ein wichtiges Trainingsprinzip ist die möglichst vielseitige und variantenreiche Übungsauswahl. Aus diesem Grund ist es durchaus sinnvoll, nach einer gewissen Zeit andere Übungen aus dem Pool auszusuchen. Orientieren Sie sich dabei an den farbigen Sternen des Schwierigkeitsgrades.

Zusatzgeräte

Grundsätzlich lassen sich fast alle Übungsformen ohne Zusatzgeräte durchführen. Effizienz und Motivation lassen sich jedoch durch einfache und preiswerte Kleingeräte steigern. Dies trifft besonders auf trainierte Personen zu, die einen entsprechenden Trainingsreiz brauchen.

Gewichte
Um einen Trainingsreiz zu erzielen, muss eine individuelle Reizschwelle überschritten werden. Bei Untrainierten ist diese oft sehr schnell erreicht. Trainierte Personen überschreiten bei vielen Übungen ohne Zusatzgewichte diese Reizschwelle nicht. Das Universalgewicht **Power Clip** der Firma CENTRICS eignet sich als Zusatzgewicht besonders gut, weil es Belastungs- und Positionsänderungen in Sekundenschnelle zulässt. Alternativ können Sie mit Wasser gefüllte Plastikflaschen und einfache Manschetten nutzen.

Gymnastikband
Das elastische Gummiband hat sich als unterstützendes Kleingerät längst bewährt, ist aber nicht für alle Bewegungsformen ideal.

Labile Unterstützungsfläche
Bei Anfängern genügen einfache Maßnahmen wie z. B. das Zusammenlegen der Turnmatte oder ein fester Polster (eventuell mit Auflage-Brettchen). Jede Übung kann durch Schließen der Augen oder Bewegen des Kopfes – der Sitz des Gleichgewichtsorgans ist im Ohr – verstärkt werden.

Aber auch hier gilt: Mit einem Balancetrainer lassen sich Erfolge leichter erreichen. Wir bevorzugen für den Einsatz das Trainingsgerät **Aerostep** der Firma TOGU.

Ballon
Es gibt inzwischen speziell für Trainingszwecke hergestellte Geräte. Ein einfacher Luftballon tut es aber auch.

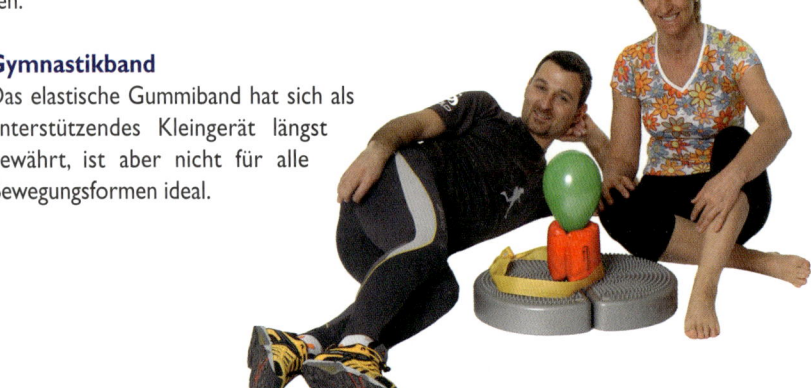

Die folgenden Übungen sind entsprechend des vorgestellten Stufenmodells (Abb. 11) angeordnet.

Allgemeine Übungsanleitungen

- Bei allen Übungen Körperspannung aufbauen (Wichtig: „Bauchnabel in Richtung Wirbelsäule und Beckenbodenmuskulatur nach oben ziehen!").
- Keine schwunghaften Übungsausführungen!
- Bei Übungsbeginn möglichst eine neutrale Wirbelsäulen-Position einnehmen.
- Langsame bis mittlere Bewegungsgeschwindigkeit. Die Übungen dabei kontrolliert und sorgfältig ausführen!
- Bei Belastung ausatmen, möglichst normal weiteratmen (keine Pressatmung).
- Konzentrieren Sie sich bewusst auf die zu trainierende Muskulatur!
- So oft wie möglich die gesamte Bewegungsamplitude ausnutzen.
- Beachten Sie bitte stets die korrekte Ausführung der einzelnen Übungen.
- Übungen immer beidseitig durchführen.

6.1 Aufwärmen

Weshalb?

Jeder „Kaltstart" ist schlecht, auch wenn es hier nicht um das geliebte Automobil (mechanisches System), sondern um Ihren Körper (biologisches System) geht. Dabei werden die Sensoren Ihres Bewegungssystems aktiviert und damit wird die Trainingswirksamkeit verbessert.

Aufwärmen bewirkt eine stärkere Durchblutung und eine Anregung des Stoffwechsels. Die Muskulatur wird mit Sauerstoff und Nährstoffen versorgt und der Abtransport von Abbauprodukten beschleunigt. Dadurch ergibt sich eine geringere Verletzungsanfälligkeit und ein besseres Ansprechen von Muskeln, Sehnen, Bändern und Gelenken auf die folgenden Kräftigungsübungen!

Belastungsdosierung

Sie sollten sich mindestens 3 Minuten lang aufwärmen. Beginnen Sie langsam, und steigern Sie allmählich die Intensität. Allerdings sollten Sie dabei nicht außer Atem geraten (Pulsfrequenz nicht höher als 180 minus Lebensalter).

Übung 1: Gehen auf der Stelle (30–60 sec.)

Übung 2: *Gehen auf der Stelle mit betontem Knieheben und Armschwung (ca. 30 Sek.)*

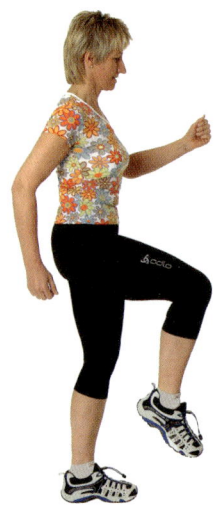

Übung 3: *Lockeres Traben am Ort (ca. 20–60 Sek.)*

Lassen Sie die Arme im Wechsel mitschwingen und achten Sie auf ein weiches Abfedern beim Aufsetzen der Füße!

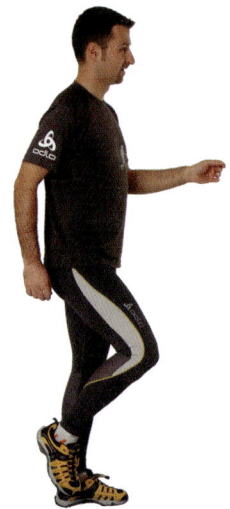

Übung 4: *Gehen bzw. Traben auf der Stelle mit Armbewegungen (30–60 Sek.), ohne Abbildung*

Ergänzen Sie die Geh- oder Trabbewegungen durch:
- Schulter hochziehen und absenken
- Schulterkreisen
- Armstrecken nach vorne
- Seitwärtsheben der gebeugten Arme

6.2 Mobilisieren

Weshalb?
Damit „ölen und schmieren" Sie Ihre Gelenke und die umgebenen Strukturen, die biologischen Kugellager. Sie bereiten sie damit auf höhere Belastungen vor und verlängern so nebenbei die Lebensdauer der Gelenke.

Mobilisieren unterstützt den Stoffaustausch (die Ernährung) innerhalb des Gelenks und verbessert durch Gelenksschmierung die Reibungsreduktion.

A) Halswirbelsäule

Übung 5: Kopf vor- und zurück-ziehen

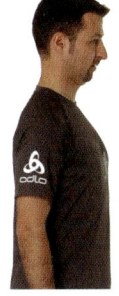 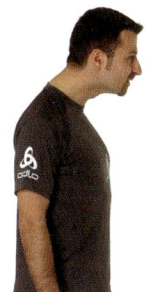

Auch wenn diese Übung etwas eigenartig aussieht, ist sie eine wichtige Mobilisierung für die Halswirbelsäule.

Ziehen Sie Ihren Kopf zuerst aktiv nach oben, nähern Sie dabei das Kinn dem Brustbein an. Danach ziehen Sie ihn so weit wie möglich nach vorne und verharren in dieser Position etwa 3 Sekunden. Wieder zurück in die Ausgangsposition.

2–4 Wiederholungen.

Übung 6: Im Stehen (oder Sitzen) den Kopf langsam zur Seite neigen

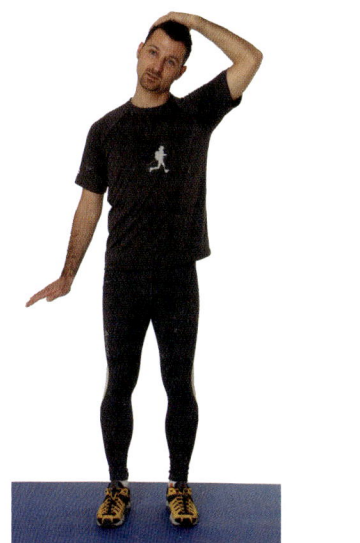

Legen Sie Ihre linke Hand auf den Kopf und ziehen Sie den Kopf sanft bis in die Dehnposition nach links. Unterstützen Sie die Dehnwirkung, indem Sie den rechten Arm und die rechte Schulter nach unten ziehen. In der Endposition etwa 3 Sekunden halten.

3 Wiederholungen, danach Seitenwechsel.

Übung 7: Einrollen im Sitzen oder Stehen 3

Im Sitzen:

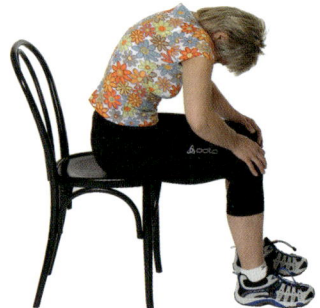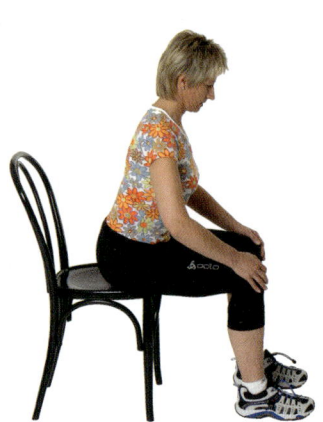

Ausgangsposition: Setzen Sie sich auf die Sesselkante und stützen Sie die Hände im Kniebereich auf. Beugen Sie Kopf und Oberkörper langsam vor, rollen Sie die Wirbelsäule dabei Wirbel für Wirbel ein, bis eine Dehnspannung erreicht ist.

Endposition: Rollen Sie langsam wieder in die aufrechte Sitzposition zurück, richten den Kopf auf und drücken Sie die Brust bewusst nach vorne. Stellen Sie sich vor, an Ihrem Brustbein sei ein Seil befestigt, an dem gezogen wird.

2–4 Wiederholungen.

Die gleiche Übung kann auch im Stehen mit leicht gebeugten Beinen durchgeführt werden.

Im Stehen:

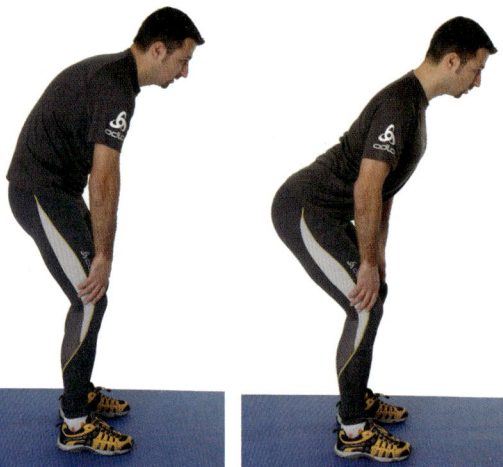

Übung 8: **Beckenkippung**

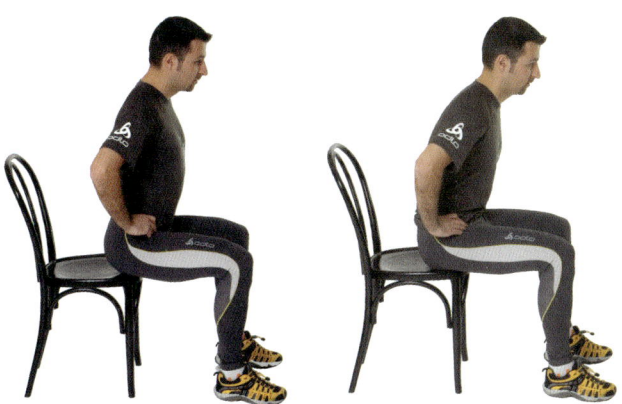

Ausgangsposition: *Sie sitzen an der vorderen Sesselkante, den Oberkörper leicht vorgeneigt. Ihre Hände liegen oberhalb des Beckens an der Hüfte auf. Die Beine sind schulterbreit geöffnet.*

Endposition: *Kippen Sie das Becken aktiv vor und zurück. Die Hände unterstützen und kontrollieren die Bewegung.*

6–8 Wiederholungen.

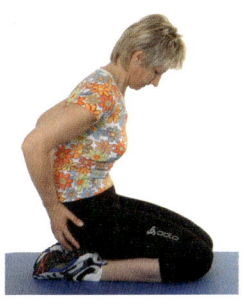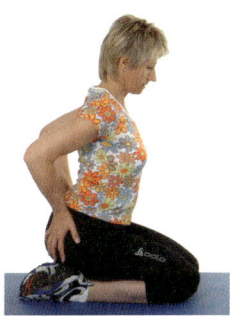

Im Kniesitz: *Legen Sie die Hände mit den Handflächen nach innen oberhalb des Gesäßes auf. Die Hände schieben nun gleichsam das Gesäß nach vorne. Zurück in die Ausgangsposition.*

6–8 Wiederholungen.

D) Verbesserung der Drehfähigkeit und Mobilisierung im Brustwirbelbereich (

Übung 9: Schulterrotation

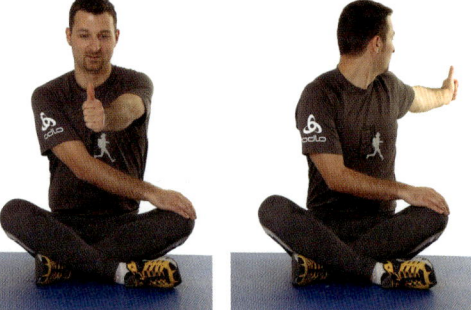

Ausgangsposition: Halten Sie Ihren Oberkörper im Schneidersitz aufrecht, die rechte Hand umfasst das linke Knie. Ihr linker Arm wird gestreckt in Schulterhöhe nach vorne angehoben.
Der Daumen zeigt nach oben.

Endposition: Fixieren Sie Ihr Becken bewusst. Drehen Sie Ihren Arm langsam bis in die maximal mögliche Endposition rückwärts. Ihre Augen, Kopf und Oberkörper folgen dem Daumen. Halten Sie die Dehnposition etwa 5–10 Sekunden, dann wieder zurück in die Ausgangsstellung.

3 Wiederholungen pro Seite, Seitenwechsel.

TIPP *Versuchen Sie die Übung auch mit geschlossenen Augen!*

E) Seitliche Mobilisierung der Wirbelsäule

Übung 10: Rhythmisches Beckenheben

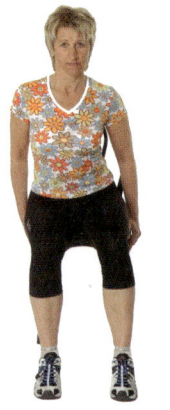 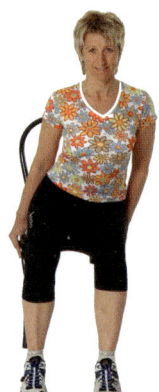

Ausgangsposition: Sie sitzen auf der Sesselmitte und setzen Ihre Füße etwa hüftbreit auf. Stützen Sie dabei die Hände seitlich ab.

Endposition: Heben Sie abwechselnd eine Gesäßhälfte rhythmisch an, ohne dabei die Position des Kopfes zu verändern.

6–8 Wiederholungen.

6.3 STUFE I: Spannungsaufbau und Körperwahrnehmung (Muscle-Activation)

Weshalb?
Die folgenden Übungen sind eine notwendige Ergänzung für Bewegungsmuffel, deren „Steuerzentrale" Fehlhaltungen bereits akzeptiert und als „normal" gespeichert hat. Ihr Bewegungssystem muss deshalb zur Nachhilfe, um wieder zu lernen, wie man den eigenen Körper und seine Positionen wahrnimmt. Dies ist wichtig, um eingeschliffene Haltungs- und Bewegungsmuster bei Bedarf korrigieren zu können.
Generell sollten Sie wieder lernen, Bewegungen und Körperpositionen bewusst zu kontrollieren.

Um die für die Bewegungskontrolle relevanten tiefliegenden Haltemuskel zu erreichen, ist eine bewusste Aktivierung des queren Bauchmuskels (M. transversus abdominis) und der Beckenbodenmuskulatur notwendig.

Wichtig bei den folgenden Übungsformen (und bei allen Übungen mit einer Neutralposition der Wirbelsäule):

- Bauchwand nach innen ziehen (Nabel in Richtung Wirbelsäule)
- Beckenbodenmuskulatur nach oben ziehen.

Für Anfänger oder Personen mit bereits bestehenden Rückenproblemen empfehlen wir auch das gleichzeitige Durchführen eines Atemtechnik-Programms (siehe Kapitel 6.7).

Übung 11: Spannungsaufbau im Stehen

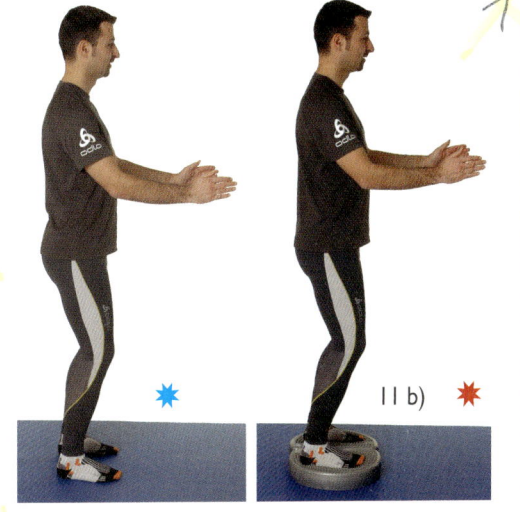

II b)

Nehmen Sie eine etwa schulterbreite Standposition ein, Füße und Oberschenkel zeigen in die gleiche Richtung. Beugen Sie leicht das Kniegelenk, so dass es über dem Mittelfuß positioniert ist, Schultern und Kopf achsengerecht über Becken und Füße halten. Spannen Sie nun zunächst die Bein- und Gesäßmuskulatur an und heben Sie die Unterarme bis zur Waagrechten an (Handflächen zueinander).
Ziehen Sie die Bauchwand nach innen und den Beckenboden nach oben. Danach spannen Sie die Rückenmuskeln und schließlich Schulter-, Arm- und Brustmuskulatur an.

Halten Sie diese Ganzkörperspannung etwa 3 Sekunden. Atmen Sie dabei bewusst und ruhig weiter.

2 Wiederholungen.

Variante:
• *11 b) Die gleiche Übung auf einer labilen Unterstützungsfläche.*

Zusätz. Fokus üe all Füße auseinander zieher, als ob man Rutolappe auseinande...

Übung 12: Spannungsaufbau mit Hochführen der Arme

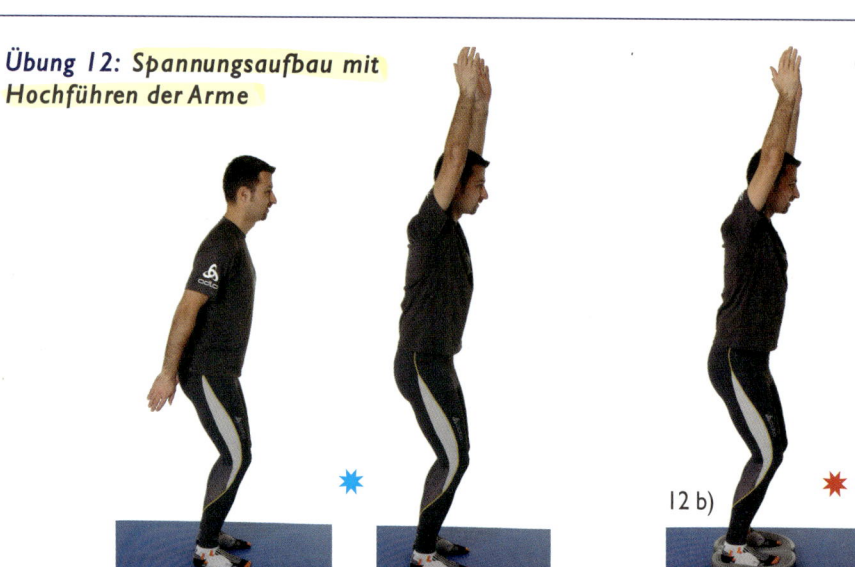

12 b)

Ihre Ausgangsposition ist wie bei Übung 11. Nachdem Sie eine gute Körperspannung aufgebaut haben, führen Sie Ihre Arme langsam in die Hochhalte und wieder zurück. Es bewegen sich nur Ihre Arme.

2 Wiederholungen.

Variante:
• 12 b) Die gleiche Übung auf labiler Unterstützungsfläche.

Übung 13: „Spannungsstand" mit Armstrecken

Ausgangsposition: Ihre Ausgangsposition ist die gleiche wie bei Übung 11. Die Knie- und Hüftgelenke werden jedoch ein wenig stärker gebeugt. Zusätzlich balancieren Sie jetzt auf den nach oben zeigenden Handinnenflächen jeweils ein Zusatzgerät (PowerClip, Buch).

Endposition: Strecken und beugen Sie die Arme, ohne die Standposition oder den Spannungszustand zu verändern. Halten Sie die Endposition 3 Sekunden.

3 Wiederholungen.

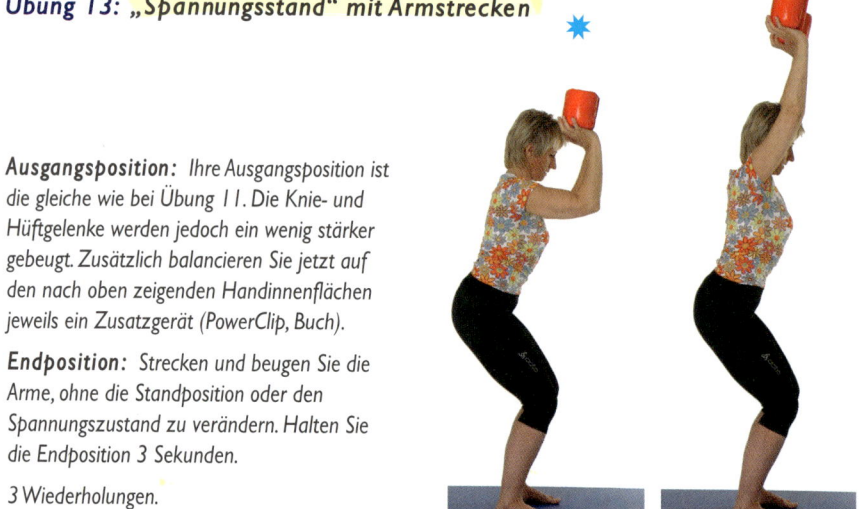

6.4 STUFE 2: Vorbereitende Stabilisation (Core-Stabilization)

Weshalb?
Durch diese Übungen verbessern Sie Ihre Senso-motorik über Ihre „inneren Augen und Ohren", die Propriozeptoren. Gleichzeitig wird das Kontroll-zentrum Ihres Bewegungssystems, in dem alle Bewegungen und Stabilisationsaufgaben selbst-ständig vorbereitet und unterstützt werden, opti-miert!

Eine gute motorische Eigenwahrnehmung trägt dazu bei, die Selbstregulation der Muskulatur bei Stabilisierungs- und Kraftableitungsaufgaben zu verbessern, und optimiert gleichzeitig die Bewe-gungsökonomie schwierigerer Bewegungsabläufe.

Der Trainingseffekt bei diesen Übungsformen ist hoch, deshalb sollten Sie die Aufgaben bald unter erschwerten Bedingungen durchführen.

A) Eigenregulation und Stabilisierung der Beinachsen

Übung 14: Einbeinstand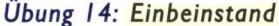

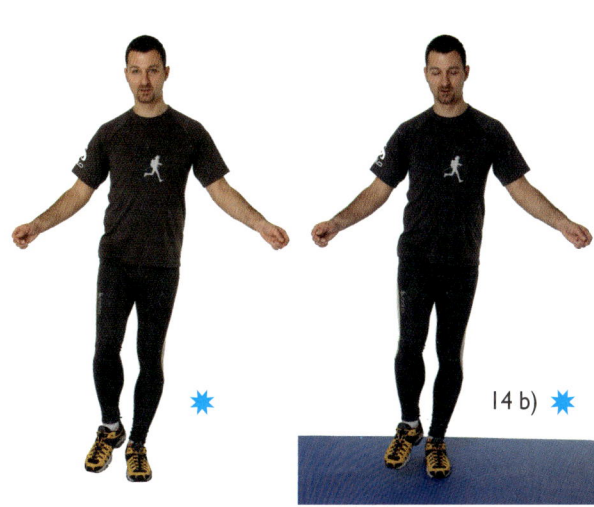

Bauen Sie zuerst eine gute Körperspannung auf. Sie stehen auf dem linken Bein und heben Ihr rechtes Bein leicht nach vorne an. Ihre Arme sind seitlich neben dem Körper und helfen, das Gleichgewicht zu halten. Bleiben Sie in dieser Position für etwa 10 Sekunden und wechseln Sie danach das Bein.

Variante:
• 14 b) Führen Sie die Übung gleich wie vorher beschrieben durch, nur jetzt mit geschlossenen Augen.

TIPP Um das Gleichgewicht zu finden, fixieren Sie einen Punkt in Blickrichtung.

Übung 15: Einbeinstand mit Zusatzbewegungen der Arme ✳

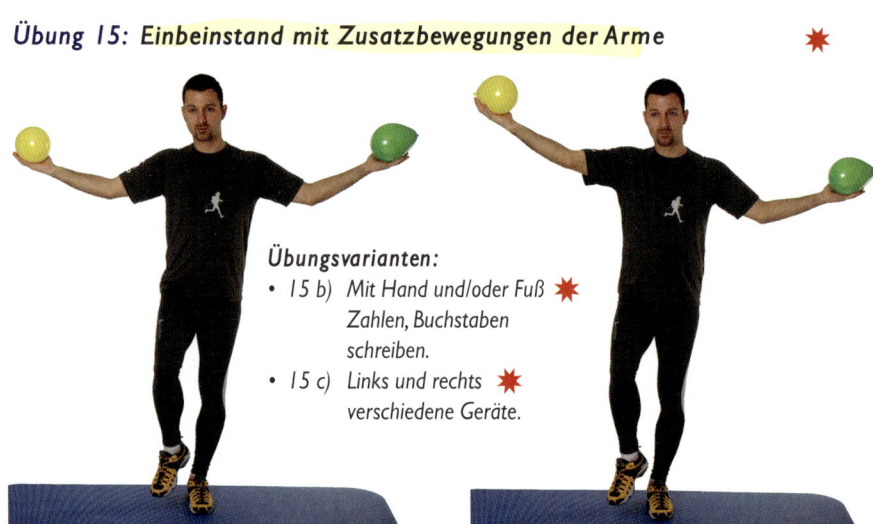

Übungsvarianten:
- 15 b) Mit Hand und/oder Fuß ✳
  Zahlen, Buchstaben
  schreiben.
- 15 c) Links und rechts ✳
  verschiedene Geräte.

Balancieren Sie einen Ball, Ballon oder PowerClip auf den Handflächen. Führen Sie Ihre Arme annähernd gestreckt zur Seite und heben Sie ein Bein leicht nach vorne an. Verändern Sie die Position der Bälle nun durch wechselndes Anheben und Senken der Arme.

Üben Sie etwa 20 Sekunden und wechseln Sie danach das Standbein.

Übung 16: Einbeinstand auf labiler Unterlage mit Kreisen eines ✳ Zusatzgerätes um den Körper

Sie sind im Einbeinstand auf dem Aerostep und kreisen ein Zusatzgewicht (Hantel, PowerClip) in Beckenhöhe um den Körper. Drei Mal auf jede Seite, danach wechseln Sie das Standbein.

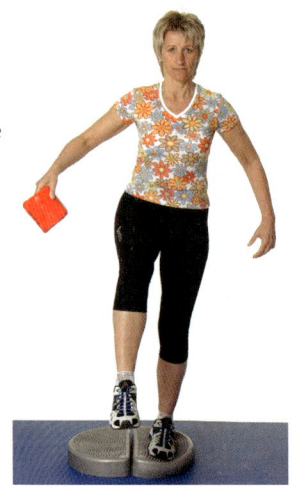
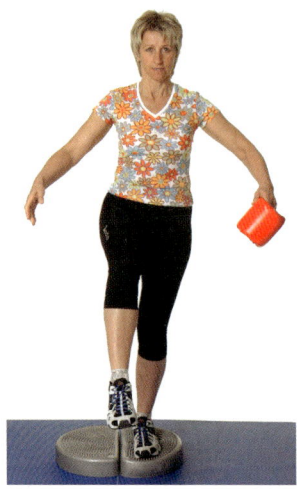

Variante:
- 16 b) Führen Sie das
  ✳ Zusatzgerät unter
  dem Oberschenkel
  durch.

Übung 17: Einbeinstand mit Arm-Bein-Rotation

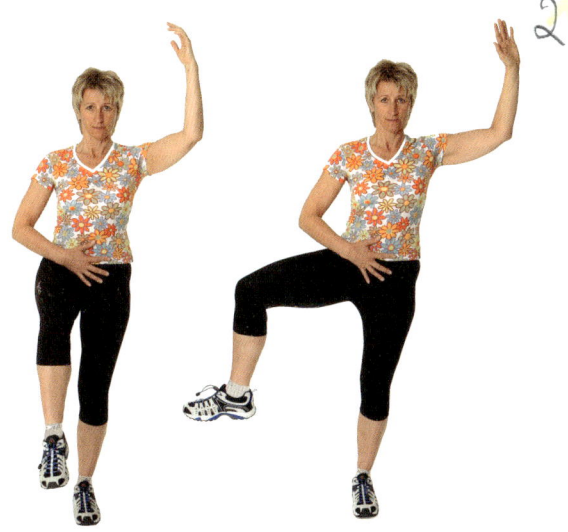

Ausgangsposition: Sie stehen auf Ihrem linken Bein, das rechte wird rechtwinklig gebeugt nach vorne angehoben. Ihr linker Arm wird abgewinkelt vor den Körper angehoben. Ihre rechte Handinnenfläche legen Sie im Bauchnabelbereich auf, damit Sie die Anspannung im Beckenbereich kontrollieren können.

Endposition: Führen Sie nun gleichzeitig Ihren Arm und das Bein so weit wie möglich zurück. Sie spüren dabei den oberen Rückenbereich und die Hüftmuskulatur. Die Drehgelenke sind Schulter- und Hüftgelenk.

3–5 Wiederholungen, danach Standbeinwechsel.

B) Eigenregulation vorwiegend über das Hüftgelenk

Übung 18: Schwebesitz

Setzen Sie sich auf einen Teppich oder eine Gymnastikmatte. Beugen Sie die Beine etwa rechtwinklig und heben Sie die Füße etwa 20 cm vom Boden ab. Strecken Sie die Arme seitwärts, bis Sie eine Muskelspannung im oberen Rücken spüren. Halten Sie dabei den Rücken gerade! Verharren Sie etwa 10 Sekunden in dieser Position.

2 Wiederholungen.

Varianten:
- 18 b) Schwebesitz mit geschlossenen Augen.
- 18 c) Schwebesitz mit Bewegungen der Extremitäten (Arme vor und zurück, Beine abwechselnd strecken usw.).

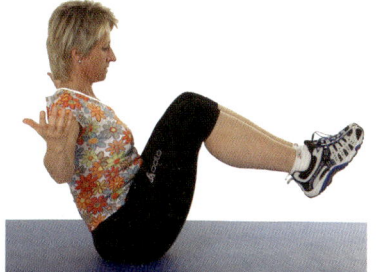

Übung 19: Schwebesitz auf labiler Unterlage

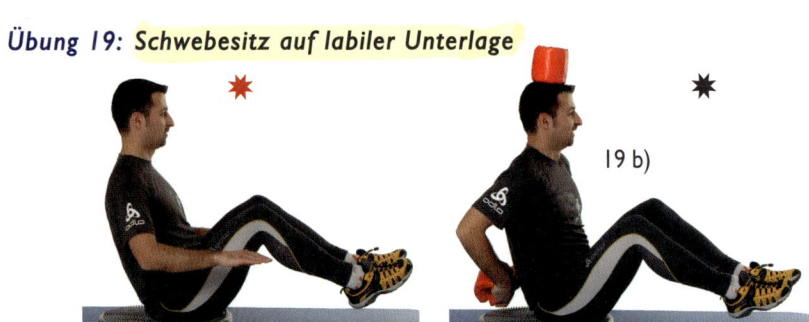

19 b)

Führen Sie diese Aufgabe gleich wie Übung 18 durch.

Varianten:
19 b) Balancieren Sie zusätzlich ein Buch oder einen PowerClip auf dem Kopf und führen Sie einen
Clip hinter dem Rücken und unter den Oberschenkeln durch. 10 Sekunden in jede Richtung.
19 c) Abwechselndes Beinstrecken. 10 Wiederholungen. ✻

C) Eigenregulation im Kniestand

Gleichgewichtsübungen in dieser Position sind anspruchsvoll, weil wir sie eher selten einsetzen. Aus dem gleichen Grund sind sie sehr effektiv.
Verwenden Sie bitte bei allen Übungen im Kniestand eine weiche Unterlage!

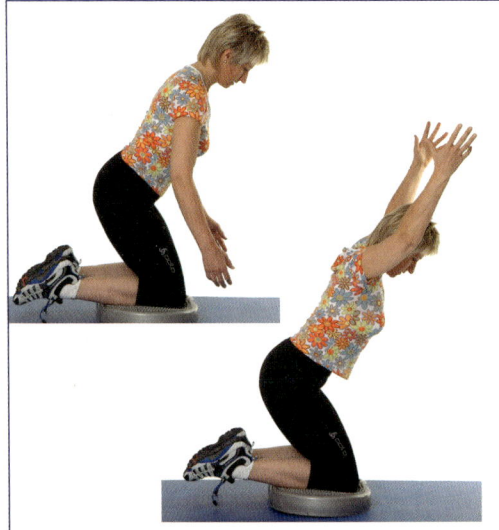

Übung 20: Kniestand mit Arm-strecken ✻

Ausgangsposition: Sie knien auf dem Aerostep und balancieren Ihren Körper aus. Ihre Hüfte ist leicht gebeugt, die Arme sind seitlich vor dem Körper. Ziehen Sie bewusst die Bauchdecke nach innen.

Endposition: Führen Sie die Arme kontrolliert nach oben bis in die Verlängerung des Oberkörpers und halten Sie die Arme in der Endstellung für etwa 3 Sekunden. Wieder langsam zurückführen in die Aus-gangsstellung.

3 Wiederholungen.

TIPP Wenn Sie kein Zusatzgerät haben, rollen Sie ein Handtuch zusammen oder ver-wenden Sie ein Polster.

Übung 21: Einbeinkniestand mit Armbewegungen ✷

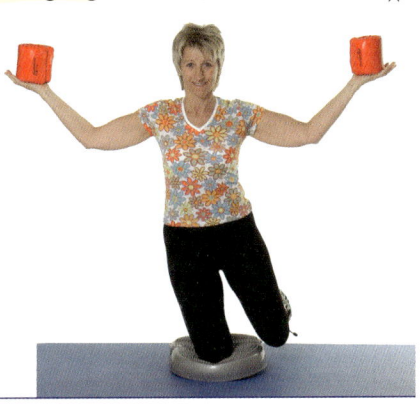

Ausgangsposition: Sie knien mit einem Bein auf einer labilen Unterlage (z. B. Aerostep). Zusätzlich balancieren Sie in Schulterhöhe auf jeder Handfläche ein Zusatzgerät (Ball, PowerClip).

Endposition: Nun heben und senken Sie die Arme für etwa 15 Sekunden. Wechseln Sie das Bein und wiederholen Sie die Übung.

Variante: ✷
• 21 b) Mit den Händen Zahlen schreiben.

Übung 22: Einbeinkniestand mit Kreisen eines Clips um den Körper ✷

Ausgangsposition: Sie knien wieder mit einem Bein auf dem Aerostep und nehmen dabei einen Clip in eine Hand.

Endposition: Kreisen Sie den Clip fünf Mal im und fünf Mal gegen den Uhrzeigersinn um die Körpermitte. Wechseln Sie danach das Stützbein.

Übung 23: Vierfüßlerstand mit Arm-Bein-Rotation ✶

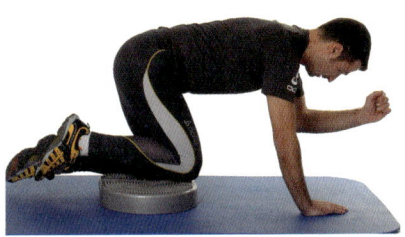

Ausgangsposition: Ihr linkes Knie ist auf einer labilen Unterlage, Ihr rechtes Knie etwas angehoben und Ihr linker Unterarm gebeugt. Mit dem rechten Arm stützen Sie den Oberkörper unter der Schulter ab.

Endposition: Heben Sie Ihr rechtes Bein und den linken Arm gleichzeitig in Richtung Horizontale. Bleiben Sie in der Endposition etwa 3 Sekunden, bevor Sie die Körperspannung wieder auflösen.

3 Wiederholungen, danach Seitenwechsel.

x = ohne, dafür Fuß anheben

6.5 STUFE 3: Rumpfkoordination (Core-Coordination)

Weshalb?

Damit vergrößern Sie den Speicherplatz und die Rechenleistung Ihres Bewegungszentrums im Gehirn. Ihre Bewegungen werden eleganter und sicherer. Eine Bodenwelle beim Skilaufen oder selbst die berühmte Bananenschale können Sie nicht mehr aus dem Gleichgewicht bringen.

Um die Arbeit der globalen Halte- und Bewegungsmuskeln auch unter intensiveren und koordinativ anspruchsvollen Bedingungen zu entwickeln, werden Gleichgewichtsübungen an komplexe Zusatzbewegungen gekoppelt.

Übung 24: Arm-Bein-Abspreizen mit Balancierhilfe

Ausgangsposition: Sie stehen auf Ihrem linken Bein, Ihr rechtes Bein ist seitwärts abgespreizt. Stützen Sie sich mit beiden Händen an einer Sessellehne ab.

Endposition: Lösen Sie die linke Hand und führen Sie sie langsam seitwärts in die Seithochhalte. Ihr rechtes Bein und Ihr linker Arm sollen eine Linie bilden. Halten Sie die Endposition etwa 3 Sekunden. Spüren Sie dabei die Muskelspannung in Gesäß und Rücken.

3 Wiederholungen, danach Standbeinwechsel.

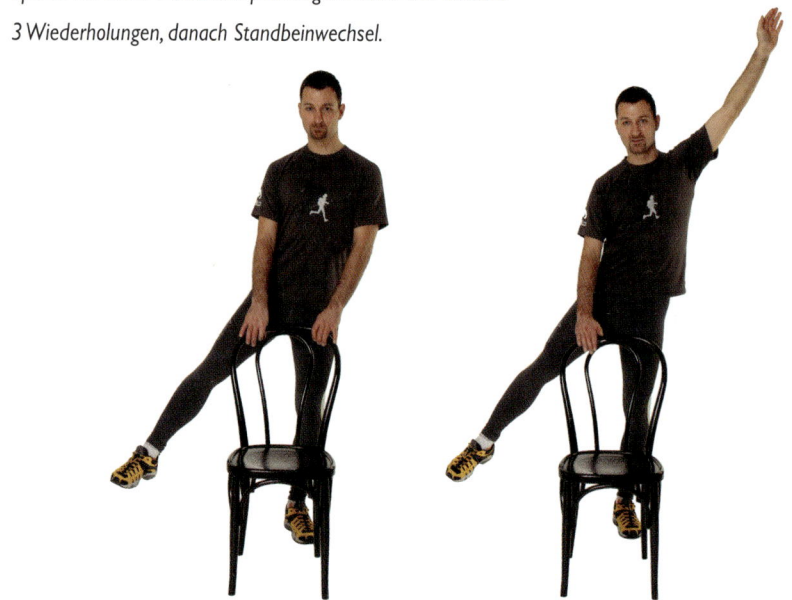

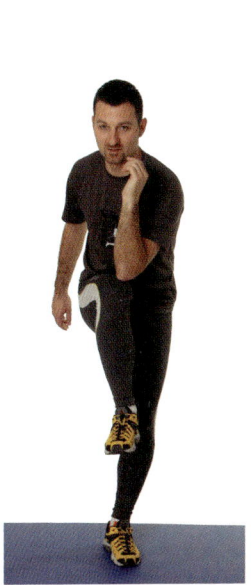
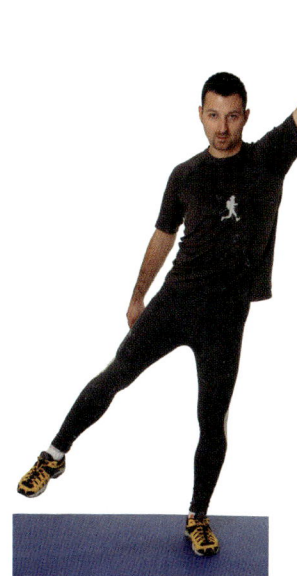

Ausgangsposition: Sie stehen auf dem linken Fuß und Ihr linker Ellbogen berührt das rechte Kniegelenk.

Endposition: Strecken Sie Arm und Bein langsam so zur Seite, dass Bein und Arm eine Linie bilden. Halten Sie diese Endposition etwa 3 Sekunden.

2–4 Wiederholungen, dann Wechsel.

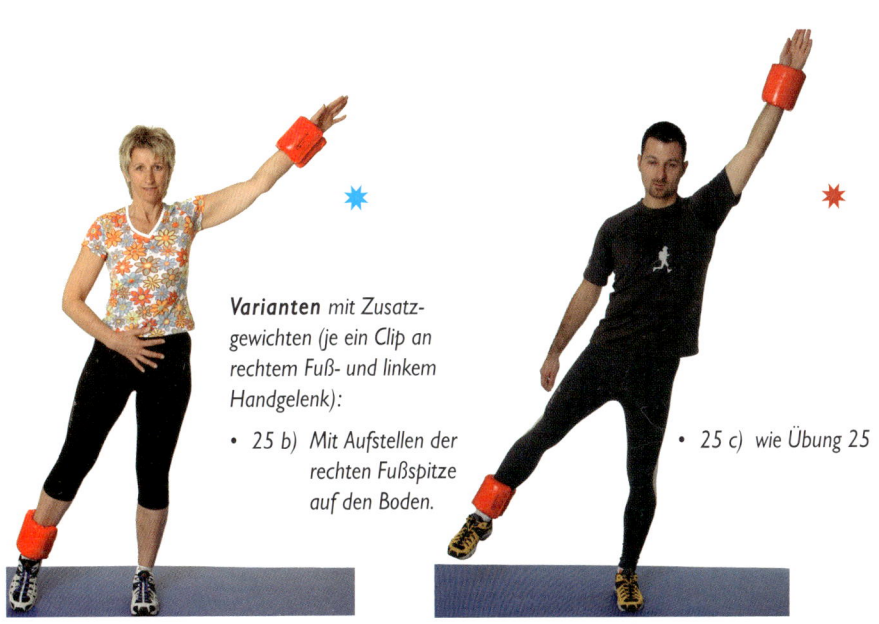

Varianten mit Zusatzgewichten (je ein Clip an rechtem Fuß- und linkem Handgelenk):

- 25 b) Mit Aufstellen der rechten Fußspitze auf den Boden.

- 25 c) wie Übung 25

Vor Übungsbeginn den Spannungszug mit dem Gymnastikband einüben:

Mit der Fußsohle (Mittelfuß) das Band belasten. Wählen Sie die Länge des Bandes so, dass durch Beugen der Finger (bei gestrecktem Arm) ein leichter Spannungszug erzeugt werden kann.

Übung 26: Standwaage mit Spannungszug *

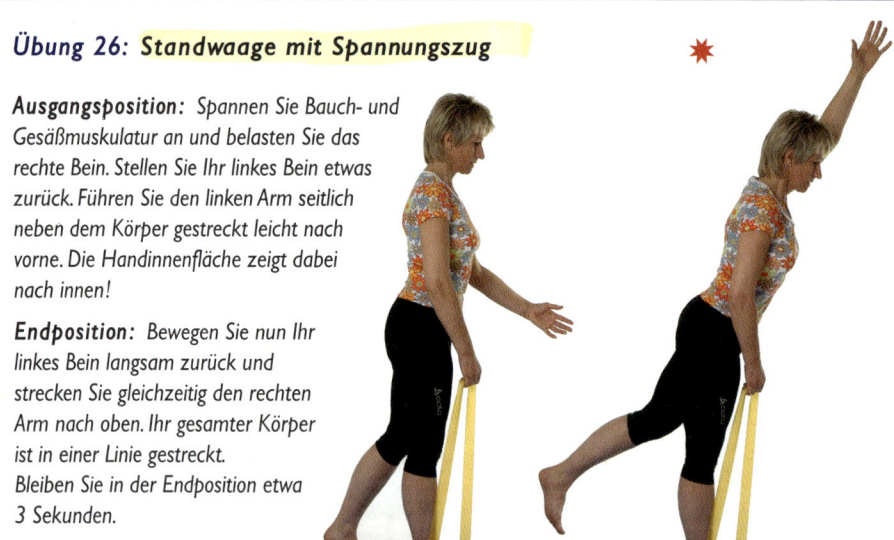

Ausgangsposition: Spannen Sie Bauch- und Gesäßmuskulatur an und belasten Sie das rechte Bein. Stellen Sie Ihr linkes Bein etwas zurück. Führen Sie den linken Arm seitlich neben dem Körper gestreckt leicht nach vorne. Die Handinnenfläche zeigt dabei nach innen!

Endposition: Bewegen Sie nun Ihr linkes Bein langsam zurück und strecken Sie gleichzeitig den rechten Arm nach oben. Ihr gesamter Körper ist in einer Linie gestreckt. Bleiben Sie in der Endposition etwa 3 Sekunden.

3–4 Wiederholungen, dann Beinwechsel.

Übung 27: Standwaage mit Zusatz-gewichten *

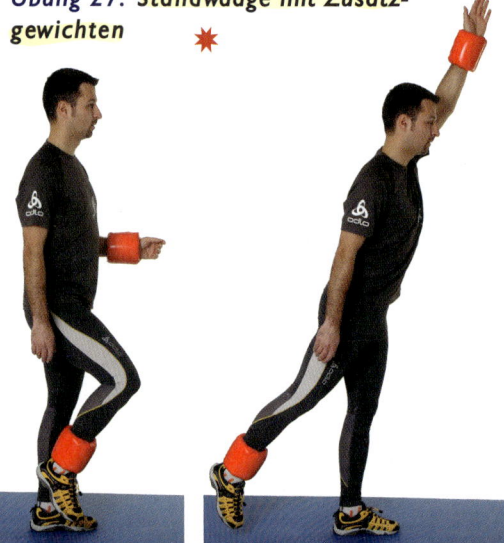

Ausgangsposition: Stehen Sie auf Ihrem linkem Bein und heben Sie das rechte Bein leicht an. Heben Sie Ihren linken Unterarm rechtwinklig gebeugt an. Ihre Handinnenfläche zeigt dabei nach innen.

Endposition: Führen Sie gleichzeitig Ihr rechtes Bein und den linken Arm in die Streckung und neigen Sie den Körper dabei etwas nach vorne. Arm, Bein und Rücken sollen eine Linie bilden. Halten Sie die Endposition etwa 3 Sekunden. Beim Zurückkehren in die Ausgangsposition das Spielbein nicht absetzen.

6–8 Wiederholungen, dann Beinwechsel.

Variation:
• 27 b) Oberkörper stärker vorneigen!

6.6 STUFE 4: Rumpfkräftigung (Core-Strengthening)

A) Kräftigen der Rückenstreckmuskulatur

Ausgangsbasis für die folgenden Übungen ist die Grundstellung mit leicht gebeugten Beinen und fixiertem Becken („Spannungsstand").

Weshalb?

Damit geben Sie Ihrem passiven Bewegungsapparat (Knochen, Bänder, Sehnen, Knorpel) den stabilen und beweglichen muskulären Schutzschild, den er braucht, um die alltäglichen Angriffe durch Stöße, Zug- und Druckbelastungen abzuschwächen.

Sie geben dadurch allen an der Rumpfstabilisation beteiligten Muskelgruppen Entwicklungsreize, die Sie auch zum Abfedern starker Krafteinwirkungen (z.B. bei Stürzen) befähigen.

 Dynamische Kräftigungsübungen im „Spannungsstand"

Mit dem „Spannungsstand" trainieren Sie einerseits die Fixation des Beckens für die nachfolgenden Übungen, zum anderen dient er der Kräftigung der Bein- und Beckenmuskeln. Außerdem optimieren Sie die koordinative Verlinkung der Muskelkettenglieder zwischen Becken- und Rückenmuskeln. Durch die Fixierung des Beckens wird die Hüftstreckmuskulatur weitgehend ausgeschaltet und der Fokus auf die Gesäßmuskeln und den lumbalen Rückenstrecker gelegt.

Übung 28: Erarbeiten des Spannungsstandes

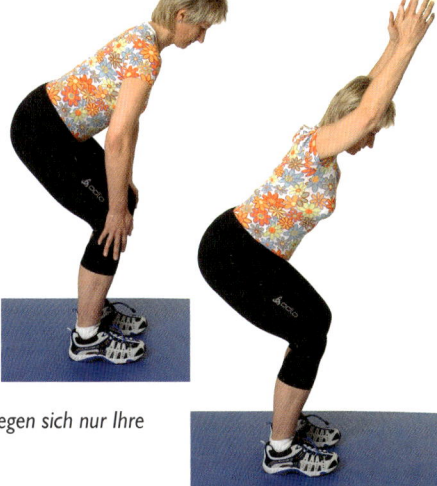

Ausgangsposition: Stellen Sie sich etwa schulterbreit hin. Die Füße zeigen in die Verlängerung des Oberschenkels. Ihre Hüfte bildet mit dem Oberschenkel etwa einen Winkel von 90 Grad. Ihre Bauch- und Pomuskulatur ist angespannt und der Bauchnabel zieht nach innen. Legen Sie die Handinnenflächen knapp unter dem Knie seitlich am Unterschenkel auf und erzeugen Sie einen leichten Druck gegen die Knie.

Endposition: Führen Sie Ihre Arme langsam gestreckt nach oben bis in die Endposition. Ihre Handinnenflächen zeigen dabei zueinander. Halten Sie die vorher aufgebaute Spannung aufrecht. Es bewegen sich nur Ihre Arme. Bleiben Sie 3 Sekunden in der Endposition.

3 Wiederholungen.

> **TIPP** Halten Sie bei folgenden Übungen diese Standposition bei, ohne die Knie und das Becken zu bewegen.

Übung 29: Oberkörperstreckung mit Vorspannung

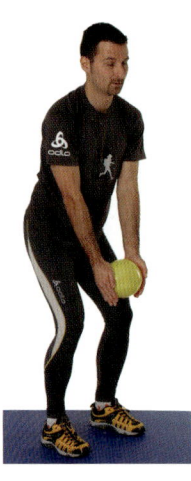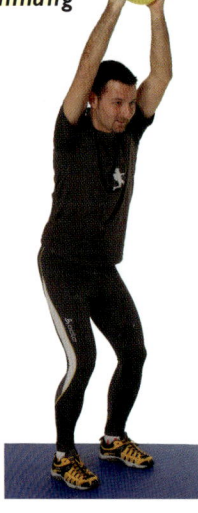

Ausgangsposition: Nehmen Sie den Spannungsstand ein. Halten Sie einen Ballon unter leichtem Druck vor dem Becken.

Endposition: Strecken Sie die Arme bis in Kopfhöhe, ohne die Beckenposition zu verändern.

4–6 Wiederholungen.

Variante:
- 29 b) Pulsieren des Ballons durch Veränderungen des Handflächendrucks.

Übung 30: Rückenstreckübung mit Aufrollen

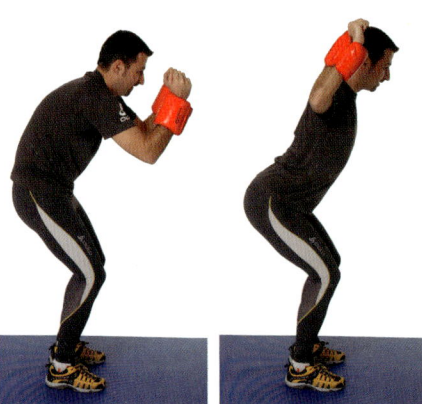

Ausgangsposition: Nehmen Sie eine schulterbreite Standposition mit leicht gebeugten Knien ein. Spannen Sie die Gesäßmuskulatur an und fixieren Sie Ihr Becken. Beugen Sie die Arme rechtwinklig vor dem Körper. Neigen Sie den Oberkörper leicht vor und runden Sie Ihre Wirbelsäule so weit wie möglich ab (Katzenbuckel!). Dazu kontrahieren Sie bewusst Ihre Bauchmuskulatur.

Endposition: Führen Sie die Ellbogen auf Schulterhöhe nach hinten und strecken dabei die Wirbelsäule durch (Pferderücken!). Fixieren Sie während der Bewegung Ihr Ellbogengelenk. Die Drehachse befindet sich im Schultergelenk.

6–8 Wiederholungen.

Variante:
- 30 b) Übung 30 ohne Zusatzgewicht.

TIPP Führen Sie diese Übung auch segmental durch: Dazu beugen und strecken Sie zuerst bewusst den Brustwirbelbereich, dann den Lendenwirbelsäulen-Bereich.

Übung 31: Oberkörperdrehung ✳

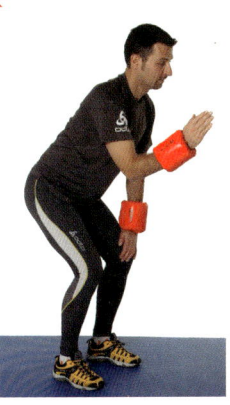
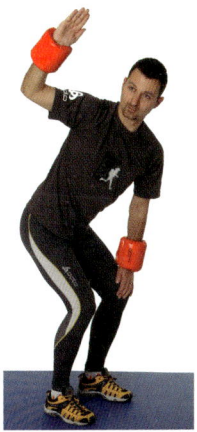

Ausgangsposition: Beugen Sie im vorher beschriebenen Spannungsstand Ihren rechten Arm rechtwinklig und führen Sie ihn seitlich nach vorne. Mit Ihrer linken Hand stützen Sie sich oberhalb des linken Knies am Oberschenkel ab.

Endposition: Drehen Sie Ihre Schulter und Ihren Kopf nach rechts bis zur Endposition.

3 Wiederholungen, danach Seitenwechsel.

Variante:
• 31 b) Übung 31 ohne Zusatzgewicht. ✳

> **TIPP** Intensivieren Sie diese Aufgabe mit dem in Übung 36 vorgestellten „Spannungszug".

 Übungsformen mit „Vorspannung" und zusätzlicher Druck- oder Zugspannung

Um eine höhere Muskelspannung (Muskeltonus) speziell im Beckenbereich zu erreichen, können Sie ein Gymnastikband einsetzen. Befestigen Sie das Band oberhalb des Kniegelenkes um die Oberschenkel und setzen es unter Zugspannung, indem Sie Ihre Knie auseinander drücken. Dadurch werden insbesondere die Abduktoren aktiviert.

Übung 32: Heben der gestreckten Arme

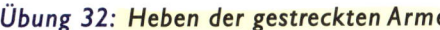

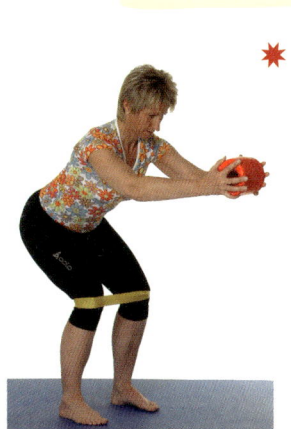
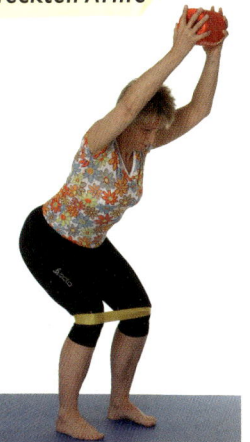

Ausgangsposition: Nehmen Sie ein Zusatzgerät (PowerClip oder Ball) so zwischen die Hände, dass von beiden Handflächen ein geringer Druck ausgeübt wird. Halten Sie Ihre Arme parallel zum Boden.

Endposition: Führen Sie die Arme langsam gestreckt nach oben, bis sie in Verlängerung des Oberkörpers sind. Bleiben Sie in dieser Position für 3 Sekunden.

3 Wiederholungen.

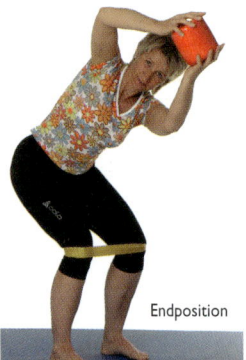

Endposition

Übung 33: **Schulterrotation mit Zusatzgewicht** ✸

Ausgangsposition: Nehmen Sie einen Clip zwischen Ihre Hände und halten Sie diesen oberhalb Ihrer Stirn.

Endposition: Drehen Sie langsam Ihren Oberkörper nach rechts und nach links in die maximal mögliche Endstellung. Die Drehachse ist dabei Ihre Wirbelsäule. Die Haltung der Hände und Beine ändert sich nicht.

3 Wiederholungen.

Übung 34: „Scheibenwischer" ✸

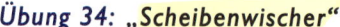
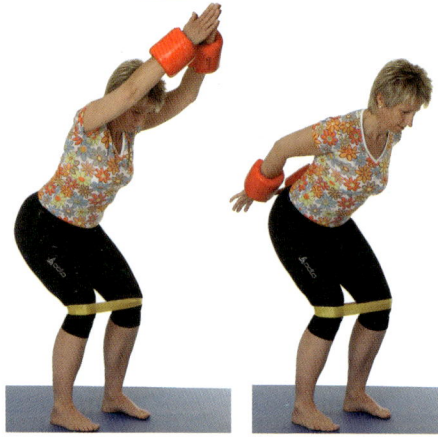

Ausgangsposition: Nehmen Sie einen hüftbreiten Stand mit leicht gebeugten Beinen ein. Halten Sie Ihre Arme leicht gebeugt in Vorhochhalte vor dem Kopf. Ihre Handinnenflächen zeigen nach innen.

Endposition: Führen Sie Ihre Arme seitlich am Körper vorbei hinter den Rücken. Die Handinnenflächen zeigen in der Endposition nach oben!

Bei dieser Übung sollten die Arme ständig in einer Ebene kreisen!

4–5 Wiederholungen.

Variante:
• 34 b) Übung 34 ohne Zusatzgewicht. ✸

Übung 35: „Kraulschwimmen" ✸ mit Schulterrotation

Ausgangsposition: Gehen Sie in den Spannungsstand und nehmen Sie die Arme gebeugt seitlich neben den Oberkörper.

Endposition: „Kraulen" Sie Ihren Rückenproblemen davon, indem Sie abwechselnd den linken und rechten Arm gestreckt nach vorne führen. Drehen Sie dabei, wie beim Kraulschwimmen, Schulter und Kopf leicht zur Seite.

4 Wiederholungen.

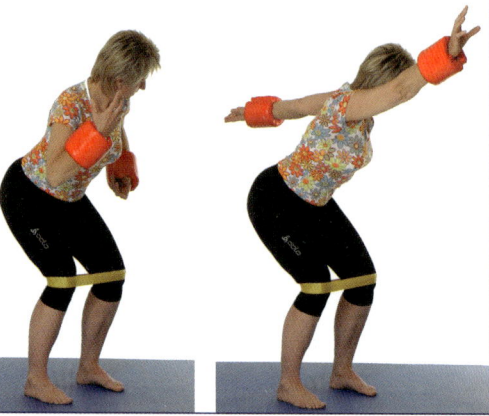

Übungen mit diagonalem Spannungszug

Bei den folgenden Übungen trainieren Sie die diagonal verlaufende Muskelkette zwischen breitem Rückenmuskel und großem Gesäßmuskel (Latissimus-Gluteus-Schlinge). Diese Muskelschlinge nimmt eine wichtige Rolle in der Verspannung der Lenden-Rücken-Binde (Fascia thoracolumbalis) ein. Die Aktivierung dieser Kette gelingt Ihnen durch einen in die Übung integrierten Spannungsaufbau. Diesen „diagonalen Spannungszug" können Sie auch bei Übungen im Stehen (vgl. Übung 31) einsetzen.

Übung 36: Schulterrotation im Sitzen

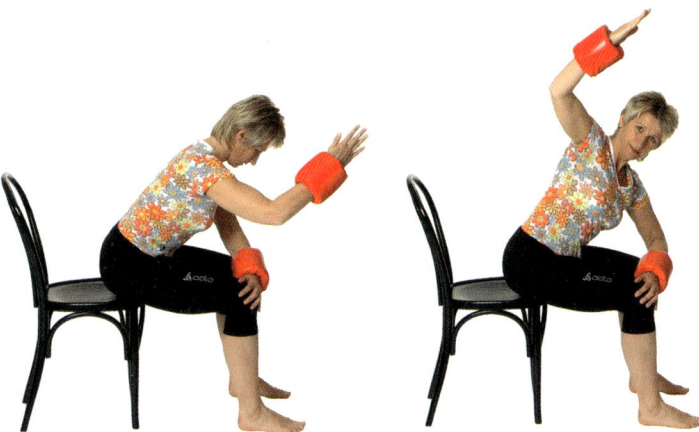

Ausgangsposition: Setzen Sie sich mit leicht vorgebeugtem Oberkörper auf die vordere Stuhlkante. Ihre linke Hand umfasst ihr rechtes Knie, das Sie bewusst nach außen drücken. Dadurch erreichen Sie einen Spannungszug zwischen Gesäß und Rücken. Beugen Sie Ihren rechten Arm und heben Sie ihn vor Ihre Brust an. Ihre Handfläche zeigt nach innen und Ihr Kopf bleibt in einer neutralen Position.

Endposition: Drehen Sie Ihren Kopf und Ihren Oberköper langsam nach rechts und gleichzeitig den rechten Arm seitwärts nach außen (Ellbogengelenk verändert seinen Winkel nicht!).

Verharren Sie in der Endstellung etwa 2 Sekunden.

4–6 Wiederholungen pro Seite.

Variante:
• 36 b) Übung 36 ohne Zusatzgewicht. ✳

  Während der gesamten Bewegung muss der diagonale Spannungszug erhalten bleiben.

Im Stehen oder knien !

Übung 37: Schulterrotation im Einbeinkniestand

Ausgangsposition: *Knien Sie mit Ihrem rechten Bein auf dem Aerostep oder auf einer labilen Unterlage. Das linke Bein wird rechtwinklig gebeugt vor den Körper gestellt. Umfassen Sie Ihr Knie mit der rechten Hand und erzeugen Sie einen Spannungszug. Ihre linke Hand heben Sie rechtwinklig gebeugt seitlich neben dem Kopf. Ihr Oberkörper ist in Verlängerung Ihres rechten Oberschenkels.*

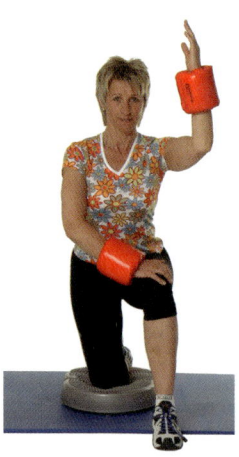 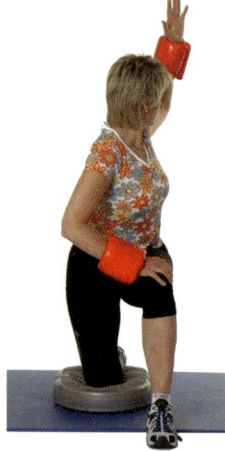

Endposition: *Drehen Sie Ihren Kopf, Oberköper und Arm langsam nach links bis in die maximal mögliche Endstellung. Bleiben Sie in der Endstellung etwa 2 Sekunden. Achten Sie darauf, dass Ihr Arm nicht absinkt.*

3 Wiederholungen, danach Seitenwechsel.

Variante:
- *37 b) Ohne Zusatzgeräte.*

Übung 37 mit Zusatzgewicht und unter erschwerten Gleichgewichtsbedingungen.

B) Kräftigen der Rumpf- und Beckenmuskulatur

Die besondere Rolle der Bauchmuskulatur

Die Bauchmuskulatur spielt für die dynamische Stabilisation des Rumpfes eine herausragende Rolle. Dabei ist darauf zu achten, dass die quere Bauchmuskulatur (M. transversus abdominis) als wichtigster lokaler Stabilisator mittrainiert wird. Dies geschieht am besten, wenn die Wirbelsäule in ihrer physiologisch korrekten Form bleibt. Deshalb bei allen Bauchmuskel-Übungen die Lendenwirbelsäule nicht auf den Boden drücken.

Die oft vernachlässigte äußere schräge Bauchmuskulatur wird vor allem durch die Übungen mit Schulterrotation (Abschnitt A) trainiert. Dabei wird die quere Bauchmuskulatur automatisch mittrainiert.

Übung 38: Aufrollübung

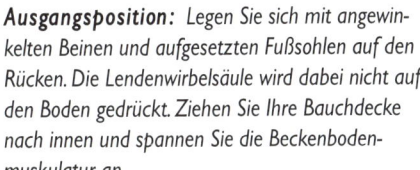

Ausgangsposition: Legen Sie sich mit angewinkelten Beinen und aufgesetzten Fußsohlen auf den Rücken. Die Lendenwirbelsäule wird dabei nicht auf den Boden gedrückt. Ziehen Sie Ihre Bauchdecke nach innen und spannen Sie die Beckenbodenmuskulatur an.

Ihre Hände können Sie zur Eigenkontrolle in die Leistengegend legen. Dort spüren Sie die Kontraktion des queren Bauchmuskels am besten.

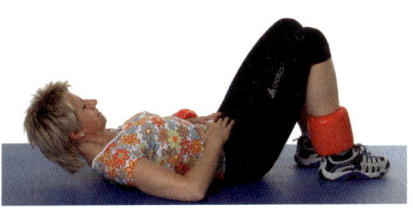

Endposition: Rollen Sie Ihren Oberkörper bis in die Endposition und langsam wieder zurück.

5–8 Wiederholungen.

Varianten:

- *38 b)* Arme in Vorhalte und Aufrollen des Oberkörpers so weit es geht (möglichst in den Sitz).

- *38 c)* Fingerspitzen an die Schläfen und Aufrollen des Oberkörpers mit einer Rotationsbewegung nach links (2 Mal) und nach rechts (2 Mal).

 Zum Ausporun

Wichtig: Diese Übung ohne Schwung durchführen!

Übung 39: Aufrollen mit Vorspannung

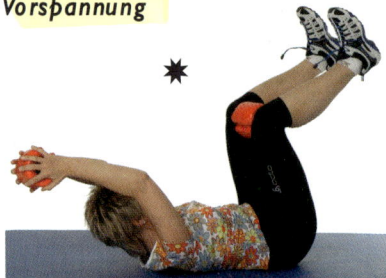

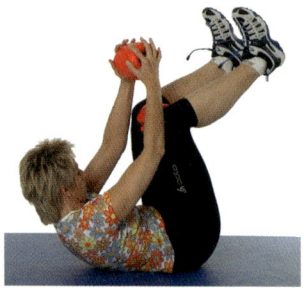

Ausgangsposition: Heben Sie in der Rückenlage die Beine rechtwinklig an, die Knie über der Hüfte. Dabei die Lendenwirbelsäule nicht auf den Boden drücken. Klemmen Sie einen Ballon zwischen den Knien ein. Heben Sie den oberen Rücken bis zu den Schulterblättern an. Arme in Hochhalte. Ballon oder PowerClip mit den offenen Handflächen unter leichtem Druck ergreifen und in die Hochhalte führen.

Endposition: Heben Sie den Clip langsam bis über das Kniegelenk an und gehen Sie ebenso langsam wieder zurück in die Ausgangslage. Legen Sie dabei den Kopf und das Gewicht nicht ab!

4–6 Wiederholungen.

Variante:
• 39 b) Ohne Zusatzgewicht in den Händen.

 Die Übung langsam, nicht schwungvoll durchführen!

Übung 40: Fußkreisen in Rückenlage

Ausgangsposition: Legen Sie sich auf den Rücken, beugen Sie die Hüfte und heben Sie die Beine annähernd gestreckt bis in die Horizontale an. Die Arme legen Sie gestreckt seitlich neben den Körper. Ziehen Sie die Bauchdecke nach innen. Die Lendenwirbelsäule nicht auf den Boden drücken!

Endposition: Beschreiben Sie mit den Füßen einen Kreis im Uhrzeigersinn (etwa einen halben Meter Durchmesser).

4–6 Wiederholungen. Danach den Kreis gegen den Uhrzeigersinn.

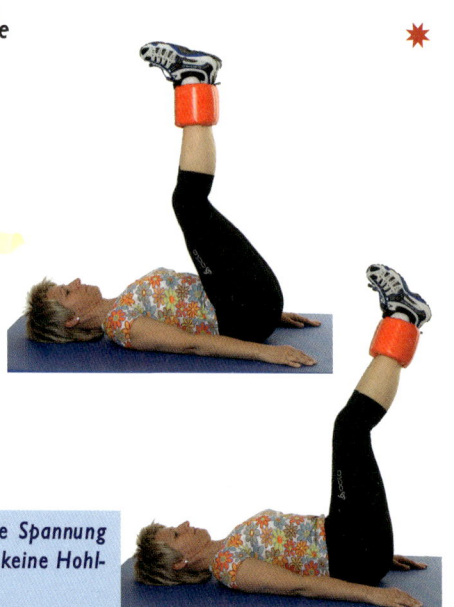

 Beine nur so weit absenken, wie die Spannung aufrecht gehalten werden kann und keine Hohlkreuzbildung erfolgt.

Übung 41: Käfer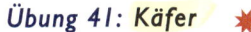

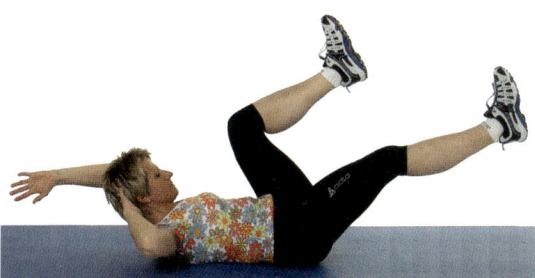

Endposition

Ausgangsposition: Sie sind in der Rückenlage, beide Beine rechtwinklig gebeugt und angehoben. Heben Sie nun den Kopf und den Oberkörper bis zum oberen Schulterblatt leicht an. Heben Sie außerdem beide Arme gebeugt an, so dass die Fingerspitzen die Schläfen berühren.

Endposition: Strecken Sie den linken Arm nach hinten und das rechte Bein synchron nach vorne. Gehen Sie zurück in die Ausgangsposition und strecken Sie nun das linke Bein bzw. den rechten Arm.

6–8 Wiederholungen.

TIPP Führen Sie die Übung rhythmisch im Wechsel, zügig, aber nicht zu schnell durch.

Übung 42: Käfer mit Zusatzgewicht ✳

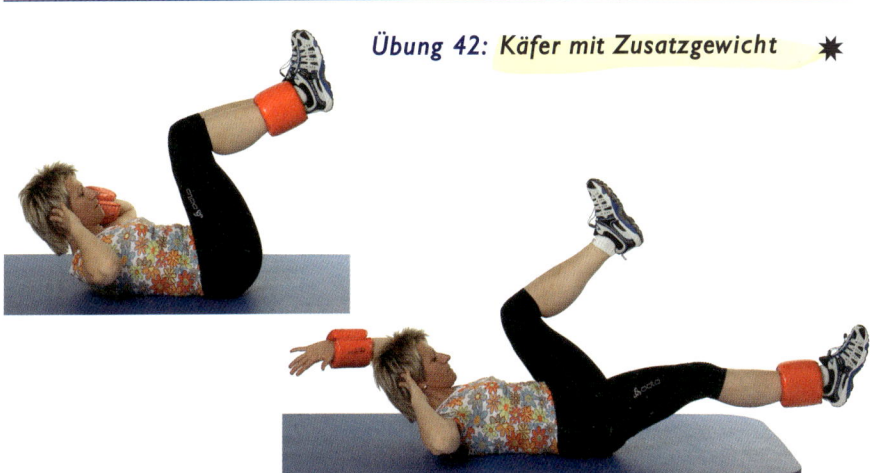

Ausgangsposition: Geben Sie je einen PowerClip an das linke Handgelenk und an das rechte Fußgelenk. Die Ausgangslage ist gleich wie bei Übung 41.

Endposition: Strecken Sie synchron den linken Arm und das rechte Bein und führen Sie beide wieder zurück in die Ausgangsposition. Die Übung jetzt nicht rhythmisch im Wechsel, sondern nur über eine Diagonale durchführen.

Nach 3–5 Wiederholungen wechseln Sie zur anderen Diagonale.

Übung 43: Bein- und Armstrecken in der Seitenlage

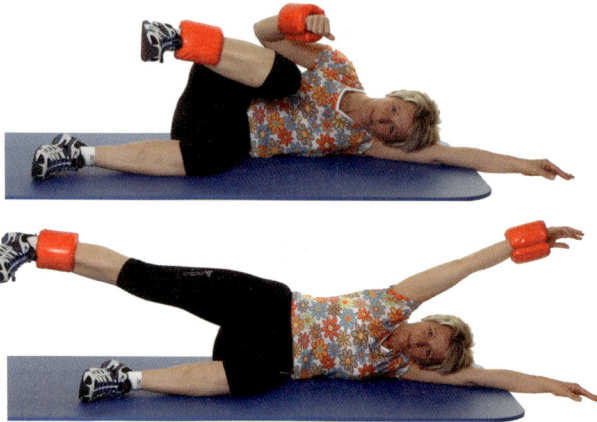

Ausgangsposition: *Sie liegen auf der Seite und beugen das linke untere Bein rechtwinklig in Hüft- und Kniegelenk an. Ihr Kopf ruht auf dem gestreckten linken Arm. Heben Sie das rechte obere Bein gebeugt vor der Hüfte an (Fußspitze dabei in Richtung Unterschenkel ziehen). Den rechten Arm halten Sie rechtwinklig gebeugt seitlich vor dem Oberkörper.*

Endposition: *Strecken Sie nun synchron Hüfte und rechtes Bein und den rechten Arm langsam seitwärts etwas über die Horizontale. Arm, Rumpf und Bein sollen sich dabei in einer Ebene befinden.*

4–6 Wiederholungen, dann Seitenwechsel.

Varianten:
- 43 b) Dieselbe Übung ohne Zusatzgewichte. ✳
- 43 c) *In der Endstellung Bein und Arm kurz mehrmals nach oben bewegen.* ✸

Übung 44: Unteres Bein anheben (mit Zusatzgewicht)

Ausgangsposition: *Legen Sie sich in die Seitenlage und beugen Sie das obere rechte Bein rechtwinklig vor dem Körper. Stützen Sie Ihr linkes Knie auf einem festen Polster oder einem PowerClip ab. Der rechte Arm ruht auf der rechten Körperseite, der Kopf liegt in Neutralposition auf dem gestreckten linken Arm.*

Endposition: *Heben Sie das linke Bein langsam bis in die Endposition ab und senken Sie es wieder langsam ab ohne es abzulegen.*

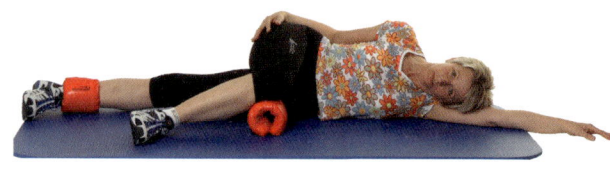

4–6 Wiederholungen, dann Seitenwechsel.

Variante:
- 44 b) ✸ In der Endposition das abduzierte Bein mehrmals kurz nach oben bewegen.

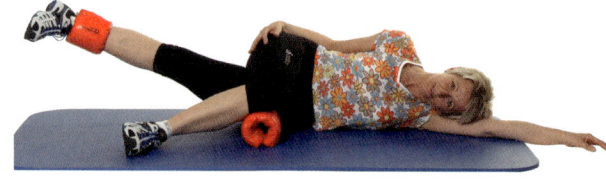

Übung 45: Strecken aus dem Vierfüßlerstand

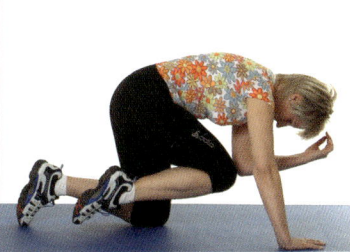 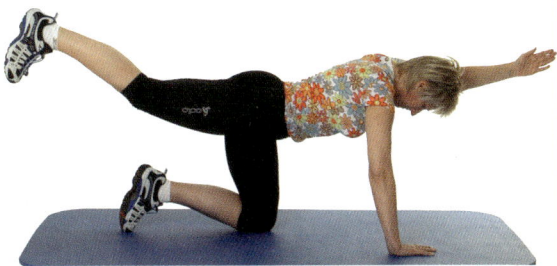

Ausgangsposition: Gehen Sie in den Vierfüßlerstand und heben Sie den linken Arm gebeugt leicht an. Das rechte Handgelenk ist dabei leicht nach innen gedreht, es stützt unter der Schulter auf. Heben Sie das rechte Bein gebeugt und in Richtung Oberkörper leicht an. Beugen Sie Ihren linken Arm rechtwinklig ab. Ihr Kopf bleibt in einer neutraler Position (nicht in den Nacken ziehen!).

Endposition: Strecken Sie synchron den linken Arm (Handinnenseite zeigt nach innen) und das rechte Bein in Rückenhöhe. Ziehen Sie zusätzlich die Fußspitze des angehobenen Fußes in Richtung Unterschenkel.

4–6 Wiederholungen. Danach Seitenwechsel.

Varianten:

- 45 b) Verkleinern Sie die Stützfläche, indem Sie den Standbeinfuß während der Übung leicht anheben.

- 45 c) Um eine untere Belastungsschwelle zu überschreiten, ist bei dieser Übung auch für wenig trainierte Personen der Einsatz von Zusatzgewichten empfehlenswert (siehe Abb. unten).

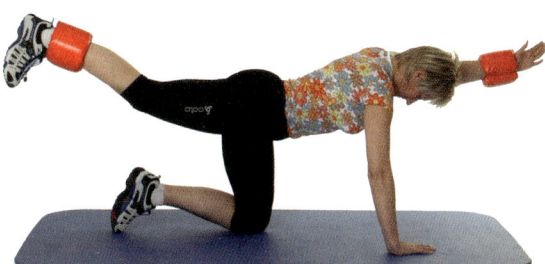

 Während der gesamten Übung die Bauchdecke nach innen ziehen und die Spannung im Rücken beibehalten!

Übung 46: Halten in der Bauchlage ✳

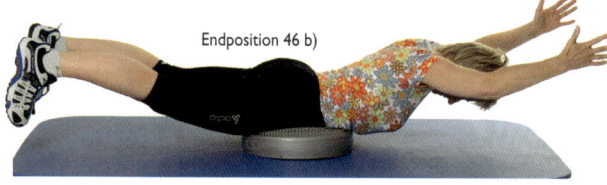

Endposition 46 b)

Ausgangsposition: Legen Sie sich in Bauchlage auf eine mäßig weiche Unterlage (Gymnastikmatte etc.). Die Beine sind dabei leicht geöffnet, die Fußspitzen zeigen in Richtung Schienbein. Halten Sie die Arme leicht gebeugt in Hochhalte seitlich neben dem Kopf. Ihr Kopf bleibt in neutraler Position (in Verlängerung der Wirbelsäule).

Endposition: Spannen Sie Ihre Gesäßmuskeln bewusst an und heben Sie gleichzeitig Beine, Oberkörper und Arme in eine leichte Überstreckung an.

8–10 Sekunden halten, danach Spannung lösen und absenken. 3 Wiederholungen.

Variante:
• 46 b) Die gleiche Übung auf labiler, weicher Unterlage (festes Polster, Aerostep). Legen Sie die ✳ Unterstützungsfläche unter den Beckenbereich.

Übung 47: Rückenkreisel in der Bauchlage ✳

Ausgangsposition: Wie bei Übung 46. Ihre Arme sind leicht gebeugt in Vorhochhalte vor dem Kopf. Halten Sie einen Ballon mit beiden Händen.

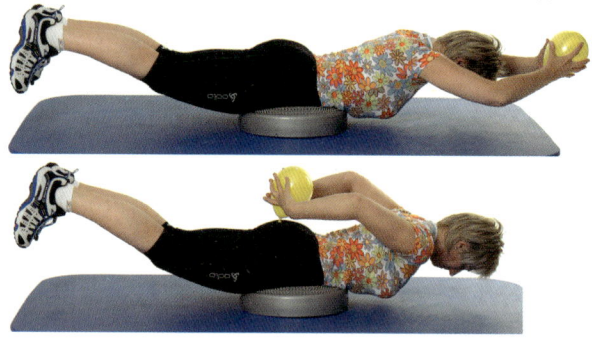

Endposition: Führen Sie den Ballon mit der rechten Hand seitlich am Körper hinter den Rücken, übernehmen Sie ihn mit der linken Hand und führen Sie ihn weiter bis in die Hochhalte, um ihn dort wieder in die rechte Hand zu übergeben. Der Ballon sollte möglichst in einer Ebene kreisen.

4–5 Wiederholungen, danach Richtungsänderung und noch einmal 4–5 Wiederholungen.

Varianten:
• 47 b) Dieselbe Übung auf labiler Unterlage (Polster, Aerostep). Unterstützungsfläche unter dem vorderen Beckenbereich.

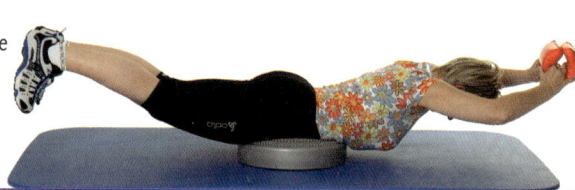

Übung 48: Diagonaler Rückenstrecker

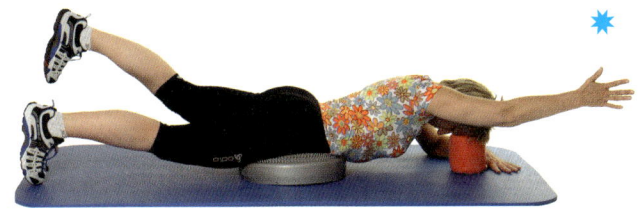

Ausgangsposition: Gehen Sie in die Bauchlage und unterstützen Sie Ihren Beckenbereich mit einem festen Polster oder dem Aerostep. Stellen Sie die Fußspitzen auf. Beugen Sie den linken Arm und legen Sie den Unterarm abgewinkelt vor den Kopf. Den rechten Arm führen Sie in die Hochhalte gestreckt neben den Kopf. Legen Sie Ihre Stirn auf ein festes Polster oder einen aufgestellten PowerClip auf.

Endposition: Spannen Sie das Gesäß und die Rückenmuskulatur an. Führen Sie nun synchron das linke Bein und den rechten Arm (Handfläche zeigt nach innen) langsam bis in die Endposition nach oben. Ihr Kopf bleibt dabei abgestützt.

Halten Sie diese Position etwa 2 Sekunden und kehren Sie zurück in die Ausgangsposition, ohne die Spannung aufzulösen.
3–5 Wiederholungen, danach Wechsel der Diagonalen.

Variante:
• 48 b) Dieselbe Übung ohne Abstützen des Kopfes.

 Diese Übung dient insbesondere zur Kräftigung und Koordinierung der diagonalen Vergurtungen im Rückenbereich.

Übung 49: Beckenlift

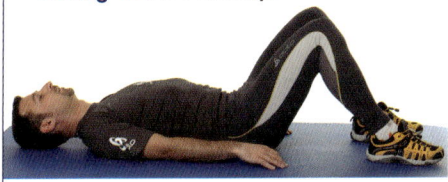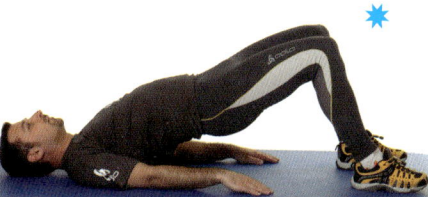

Ausgangsposition: Sie liegen auf dem Rücken, Ihre Beine sind rechtwinklig gebeugt, die Füße handbreit nebeneinander aufgesetzt. Ihre Knie berühren sich nicht.

Endposition: Heben Sie das Becken an, bis sich eine Linie vom Gesäß zum Oberschenkel ergibt. Gesäßmuskel anspannen und etwa 8 Sekunden halten.

Wieder absenken und erneut anheben. 3–5 Wiederholungen.

Varianten:
• 49 b) Die Arme seitwärts anheben.
• 49 c) Aerostep unter den Schulterbereich geben.
• 49 d) Die Füße weiter vom Becken entfernt und nur mit den Fersen aufsetzen.

Übung 50: Einbeiniger Beckenlift

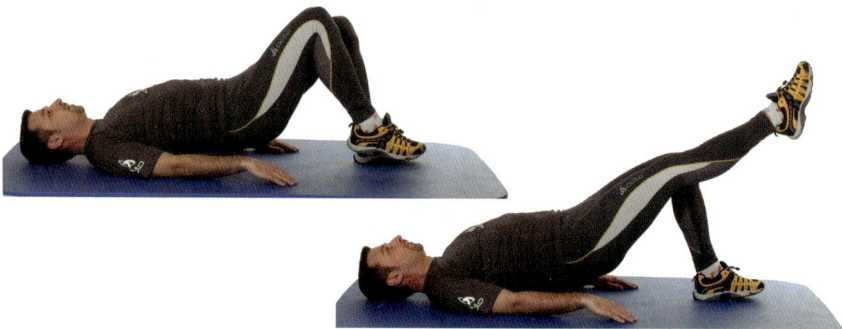

Ausgangsposition: Nehmen Sie die Ausgangsstellung wie bei Übung 48 ein. Heben Sie den rechten Fuß geringfügig an.

Endposition: Strecken Sie nun synchron die Hüfte und das linke Bein in die Verlängerung der Hüfte. Drücken Sie die Ferse des Standfußes in die Unterlage. Halten Sie diese Position etwa 5 Sekunden und gehen Sie dann wieder zurück in die Ausgangsposition.

3 Wiederholungen, wechseln Sie dann das Standbein.

Varianten:
- 50 b) Die Arme seitwärts anheben.
- 50 c) Den Standfuß weiter vom Becken entfernen und nur mit der Ferse aufsetzen. ✳
- 50 d) Zusatzgewichte an die Fußgelenke. ✳

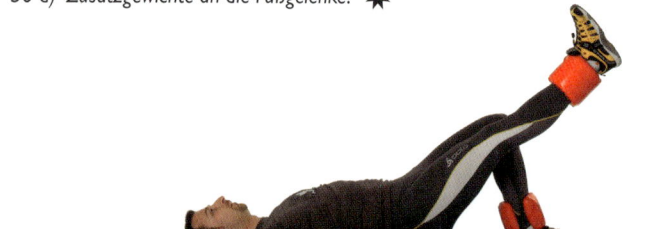

Endposition 50 d)

C) Isometrische Ganzkörperspannungen

Weshalb?
Mit diesen überwiegend statischen Kräftigungsübungen können viele Muskelgruppen und höhere Belastungsintensitäten erreicht und damit Koordination und Muskelaufbau verbessert werden. Diese Fähigkeiten ermöglichen es Ihrem Bewegungsapparat, außergewöhnliche Belastungen besser abzufedern bzw. abzuleiten und damit ihre Wirbelsäule auch in Extremsituationen (z.B. bei schweren Stürzen) zu schützen.

Übung 51: „Diagonalpresse" mit Ballon

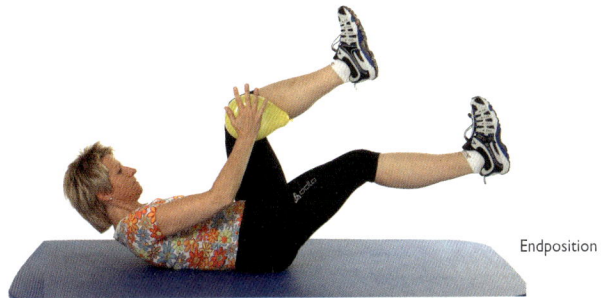

Endposition

Ausgangsposition: Sie sind in der Rückenlage und haben das linke Bein rechtwinklig angehoben, das rechte Bein ist fast gestreckt und ebenfalls angehoben. Ihr linker Arm liegt angewinkelt neben dem Körper. Mit der rechten Handfläche drücken Sie einen Ballon gegen die Innenseite des linken Knies. Das linke Bein erzeugt dabei ausreichenden Gegendruck und weicht nicht seitlich aus.

Endposition: Heben Sie den Kopf und den Schultergürtel an und halten Sie die Spannung etwa 10 Sekunden – normal weiteratmen. Dann absenken in die Ausgangslage.

3 Wiederholungen, danach Seitenwechsel.

Variante:
- 51 b) Pulsieren des Luftballons. ✳

Übung 52: Unterarm-Liegestütz

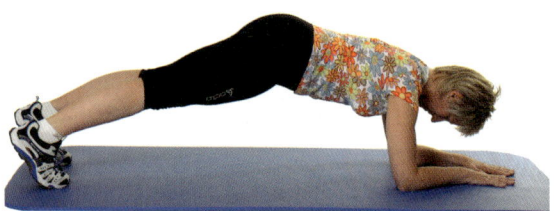

Ausgangsposition: Sie gehen in die Bauchlage und legen Unterarme und Ellbogen seitlich neben dem Körper ab. Ihre Fußspitzen setzen Sie etwa schulterbreit auseinander auf.

Endposition: Ziehen Sie nun die Bauchdecke nach innen und heben Sie unter Ganzkörperspannung den Rumpf an. Die Wirbelsäule bleibt in neutraler Position, das Hüftgelenk ist dabei leicht gebeugt.

Halten Sie diese Position etwa 8 Sekunden. 2–3 Wiederholungen.

Varianten:
- 52 b) Einen Arm anheben, die Fingerspitzen berühren die Schläfe. Etwa 5 Sekunden halten. ✳
- 52 c) Zusätzlich das Gegenbein anheben (sehr anspruchsvoll!), 3 Sekunden halten. ✳

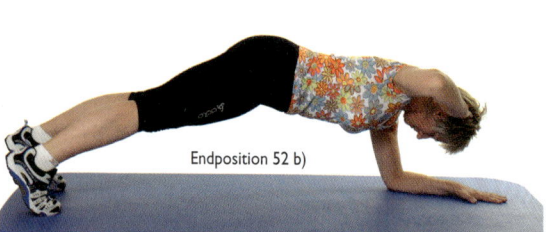

Endposition 52 b)

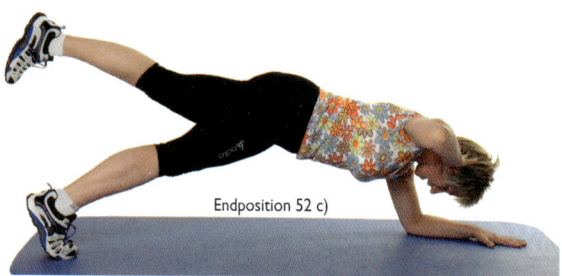

Endposition 52 c)

 Diese Übung nur dann durchführen, wenn Rumpf und Schulter in neutraler Position gehalten werden können. Wenn der Körper durchsackt, die Knie auf der Matte auflegen.

Übung 53: Unterarm-Liegestütz auf labiler Unterlage

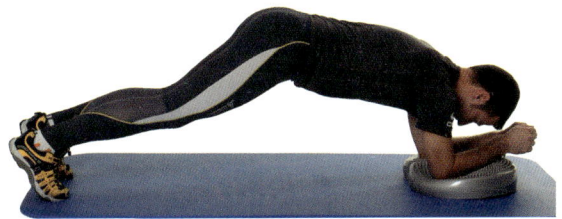

Wie Übung 52, die Unterarme stützen sich jetzt aber auf einer labilen Unterlage ab.

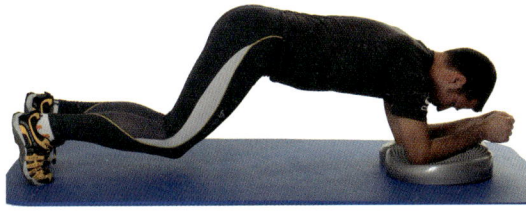

Variante:
- 53 b) Knie leicht beugen ohne sie dabei am Boden abzustützen, etwa 5 Sekunden in dieser Position die Spannung halten. Zurück in die Streckung.

Übung 54: Unterarm-Seitliegestütz ✳

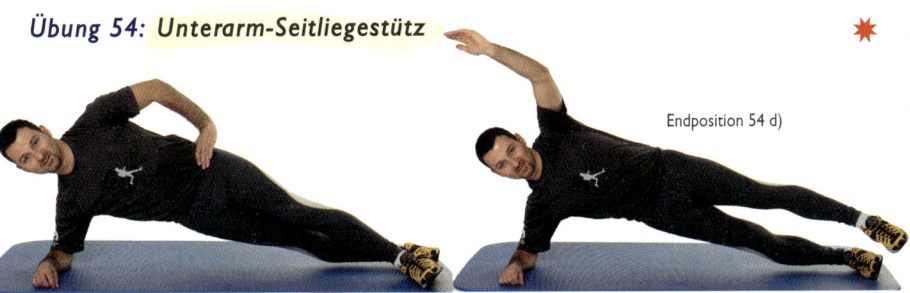

Endposition 54 d)

Ausgangsposition: Gehen Sie in die Seitenlage, die Beine sind gestreckt, die Füße knapp hintereinander aufgesetzt. Stützen Sie den linken Arm an der Hüfte ab (Hand am Beckenrand). Rechten Unterarm auflegen. Ihr Ellbogen befindet sich direkt unter dem Schultergelenk. Ziehen Sie die Bauchdecke wieder aktiv nach innen.

Endposition: Becken anheben und etwa 5 Sekunden halten, danach Spannung lösen und absenken. 3 Wiederholungen, danach Seitenwechsel.

Varianten:
- 54 b) In der Endposition zusätzlich kleine Auf- und Abbewegungen. ✳
- 54 c) Oberes Bein während der Übung anheben und abspreizen bis in die Endposition. 5 Sekunden halten. ✳
- 54 d) Arm und Bein abspreizen und halten. ✳

 Achten Sie darauf, dass der Arm mit dem Oberkörper stabil gehalten wird. Das Schulterblatt bleibt fest am Rücken.

Weshalb?
Diese Übungen dienen der Regenerationseinleitung nach der Belastung und der mentalen Entspannung. Gleichzeitig sollen sie dazu beitragen, Ihre Atmung wieder bewusst zu machen.

Übung 55: Bewusstes Betonen der Bauchatmung (Zwerchfell)

55 a)

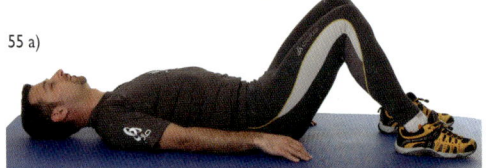

55 b)

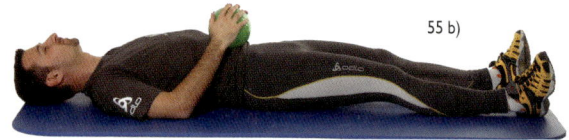

Gehen Sie in eine entspannte Rückenlage mit aufgestellten Beinen (55 a) und konzentrieren Sie sich auf die Atmung. Dies können Sie unterstützen, indem Sie einen Luftballon auf den Bauch legen und gegen diesen atmen (55 b). Schließen Sie dabei die Augen.

Übung 56: Beckenrotation mit angewinkelten Beinen

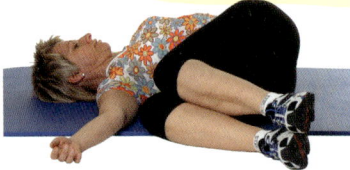

Legen Sie in Rückenlage die gebeugten Beine langsam zur Seite ab und versuchen Sie dabei, eine intensive Beugeposition einzunehmen. Halten Sie diese Position etwa 3 Sekunden und atmen Sie dabei ruhig weiter. Danach zur anderen Seite wechseln.

 Nicht ausführen bei Vorschädigungen der Lendenwirbelsäule.

Übung 57: Unterschenkelsitz

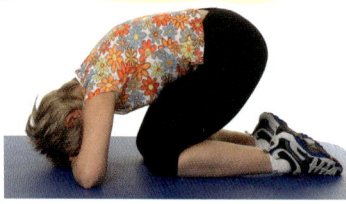 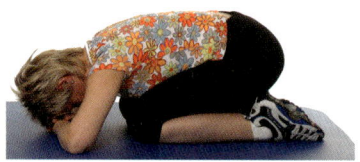

Setzen Sie sich auf Ihre leicht geöffneten Unterschenkel, der Kopf wird so nah wie möglich an die Knie herangeführt und stützt sich auf den Unterarmen ab. Der untere Rücken wird dadurch gedehnt.

Sie haben mit diesem Handbuch eine Fülle von Übungsmöglichkeiten zur Auswahl, aus denen Sie Ihr ganz persönliches Heimtrainings-Programm zusammenstellen können. Doch was auf dem Papier so klar und leicht dargestellt ist, lässt sich oft nur mühsam in die Praxis umsetzen. Wir möchten Ihnen deshalb noch einige kleine Hinweise darauf geben, wie Sie die für den Trainingserfolg notwendige Kontinuität aufbringen können.

Die wichtigste Regel:

Machen Sie die tägliche Bewegung zu einem Bestandteil Ihres Lebens. Integrieren Sie im Speziellen auch das Muskeltraining in den Alltag. Stellen Sie sich vor, jede zusätzliche Bewegung würde einem Konto gutgeschrieben werden, von dessen Ausschüttung sie später ebenso profitieren wie von einer Kapitalanlage. Dieses Konto ist aber noch ertragreicher: Es kann mit dazu beitragen, Ihre Gesundheit und Leistungsfähigkeit bis ins hohe Alter zu erhalten.

Dazu einige Beispiele:

- Nehmen Sie statt des Aufzugs die Treppe und statt des Autos öfter das Fahrrad.
- Schalten Sie kurze Bewegungspausen im Büro und beim Fernsehen ein.
- Gleichgewichtsübungen lassen sich leicht in den täglichen Bewegungsablauf integrieren (z. B. Zähneputzen im Einbeinstand). Hier ist der MBT-Schuh besonders zu empfehlen. Die uns weitgehend verloren gegangenen Bewegungsabläufe des Barfuß-Gehens werden mit diesem Schuh revitalisiert. Im Stehen sind die für die Feinjustierung der Gelenke notwendigen tiefliegenden kleinen Haltemuskeln ständig aktiv. Beim Gehen werden zusätzlich die Muskeln, die das Sprunggelenk kreuzen, trainiert. Ein wesentlicher Teil des Core-Trainings wird mit dem MBT-Schuh einfach in die Alltagsbewegung integriert.
- Ausdauersport ist die beste Bewegungsergänzung zum präventiven Muskeltraining. Dabei ist vor allem das langsame Joggen empfehlenswert.

Wählen Sie aus den folgenden drei Leistungsstufen jene aus, die Sie für sich als zutreffend erachten. Wie schon angesprochen, können Sie natürlich auch Ihr eigenes Heimtrainingsprogramm zusammenstellen.

Beachten Sie bitte:

Die folgenden Programme entsprechen dem aufbauenden Trainingskonzept, deshalb muss die Übungsreihenfolge strikt eingehalten werden. Innerhalb der einzelnen vier Stufen (siehe Kapitel 6.3–6.6) können Übungen untereinander ausgetauscht werden.
Das Aufwärmen und Mobilisieren (siehe Kapitel 6.1–6.2) bei jeder Übungseinheit durchführen!

Wenig trainierte Personen
❶	Basisprogramm	2–4 Wochen
❷	Aufbauprogramm	2–4 Wochen
❸	Standardprogramm	mind. 4 Wochen

Mäßig trainierte Personen
❹	Basisprogramm	2–4 Wochen
❺	Aufbauprogramm	2–4 Wochen
❻	Standardprogramm	mind. 4 Wochen

Trainierte Personen
❼	Basisprogramm	2–4 Wochen
❽	Aufbauprogramm	2–4 Wochen
❾	Standardprogramm	mind. 4 Wochen

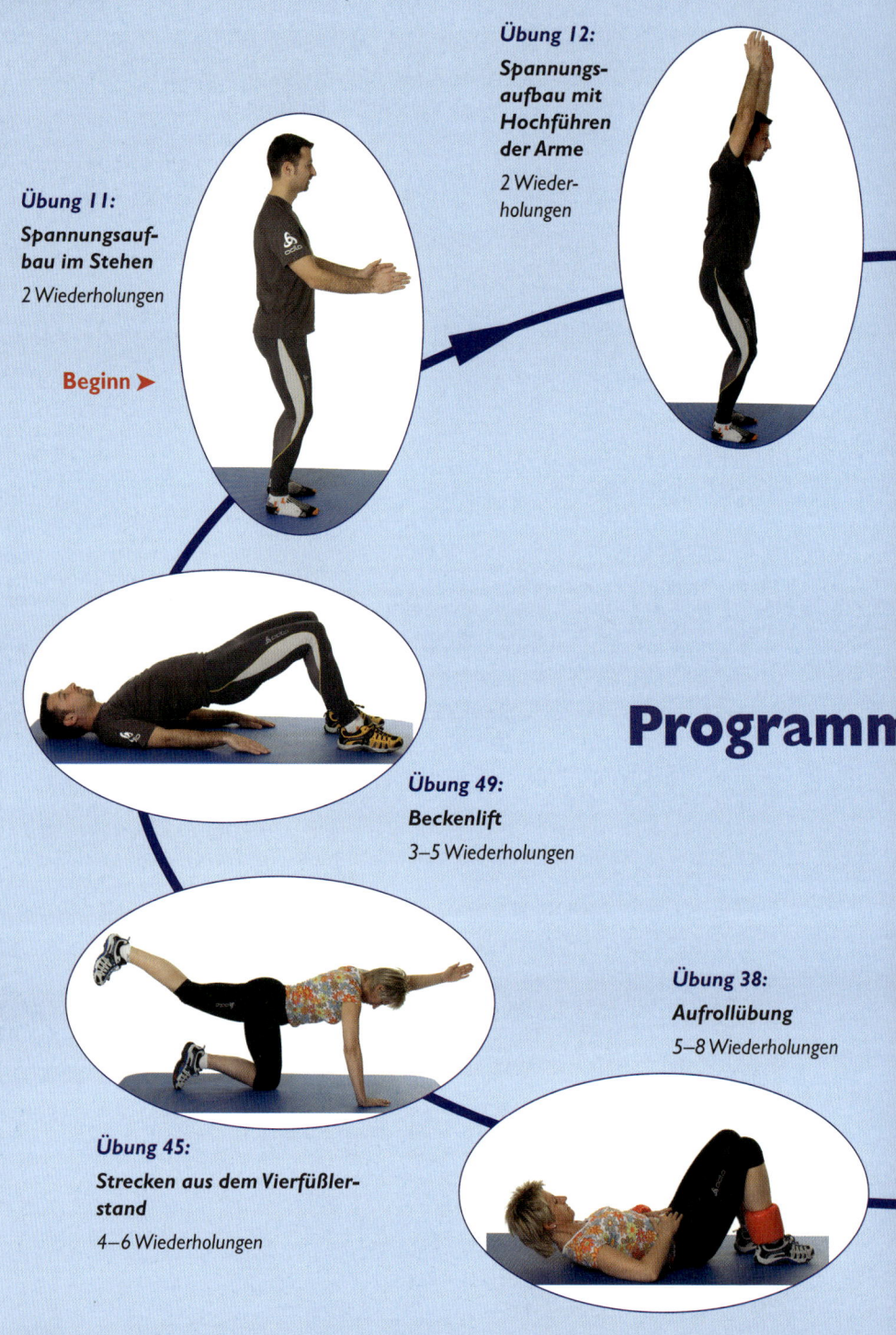

Übung 11:

**Spannungsauf-
bau im Stehen**

2 Wiederholungen

Beginn ➤

Übung 12:

**Spannungs-
aufbau mit
Hochführen
der Arme**

2 Wieder-
holungen

Programm

Übung 49:

Beckenlift

3–5 Wiederholungen

Übung 38:

Aufrollübung

5–8 Wiederholungen

Übung 45:

**Strecken aus dem Vierfüßler-
stand**

4–6 Wiederholungen

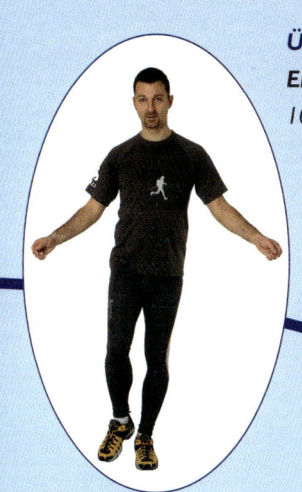

Übung 14:
Einbeinstand
10 Sekunden

Übung 24:
Einbeinstand mit
Bein-Arm-Abspreizen
mit Balancierhilfe
3 Wiederholungen

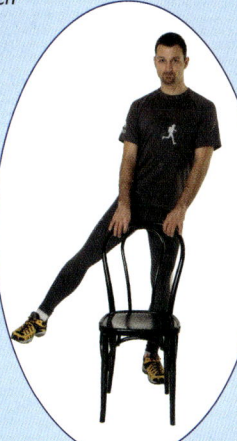

Übung 9:
Schulterrotation
Position 5–10 Sekunden
halten,
3 Wiederholungen
pro Seite

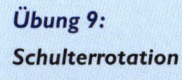

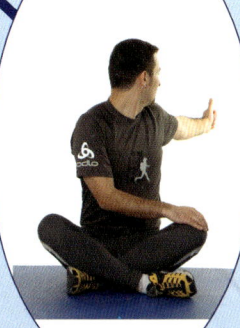

①

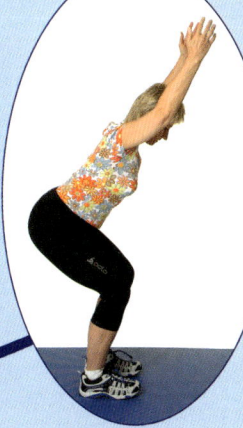

Übung 28:
Spannungsstand
3 Wiederholungen

Übung 29:
Oberkörperstreckung
mit Vorspannung
4–6 Wiederholungen

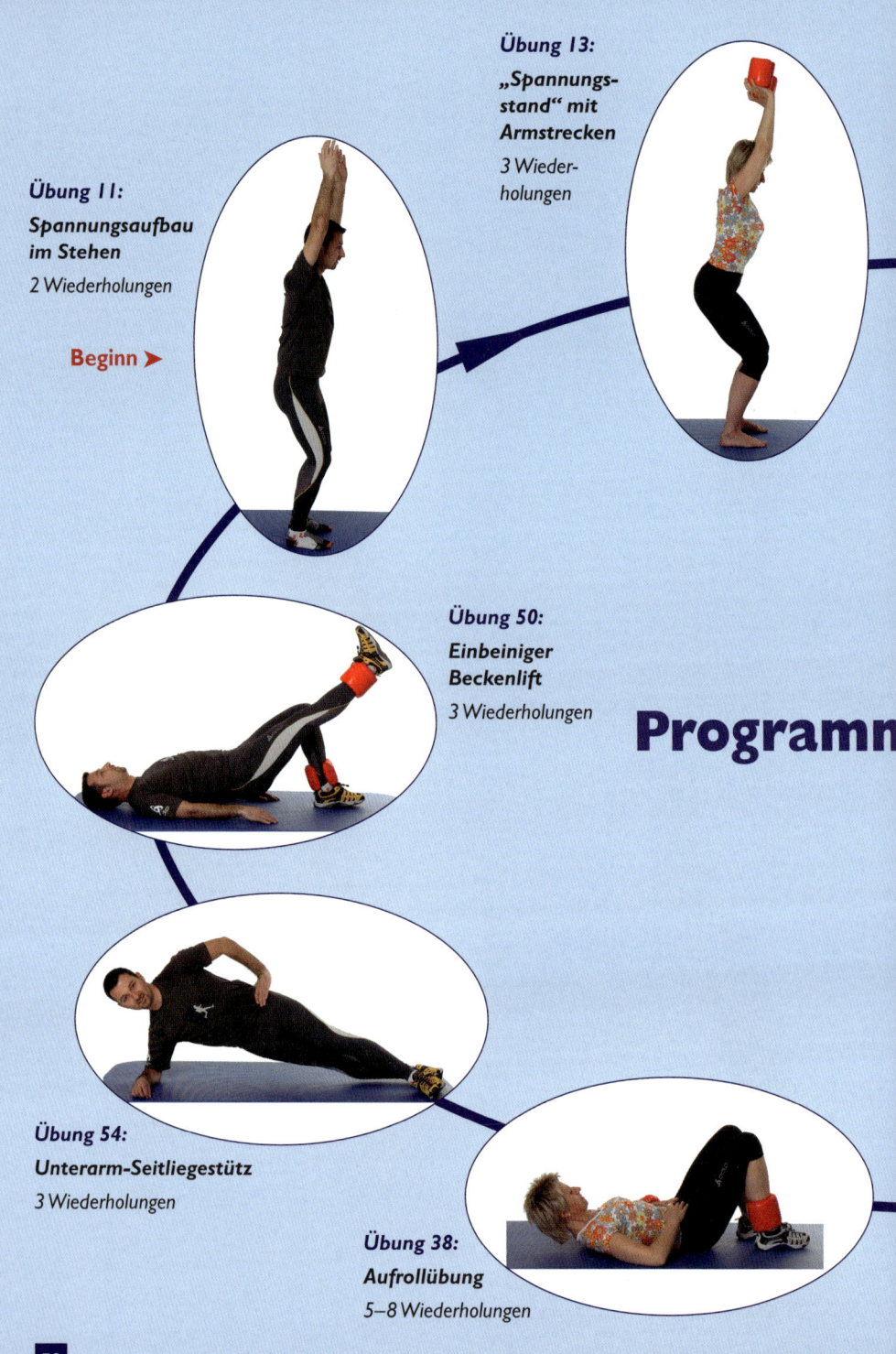

Übung 11:

Spannungsaufbau im Stehen

2 Wiederholungen

Beginn ➤

Übung 13:

„Spannungs- stand" mit Armstrecken

3 Wieder- holungen

Programm

Übung 50:

Einbeiniger Beckenlift

3 Wiederholungen

Übung 54:

Unterarm-Seitliegestütz

3 Wiederholungen

Übung 38:

Aufrollübung

5–8 Wiederholungen

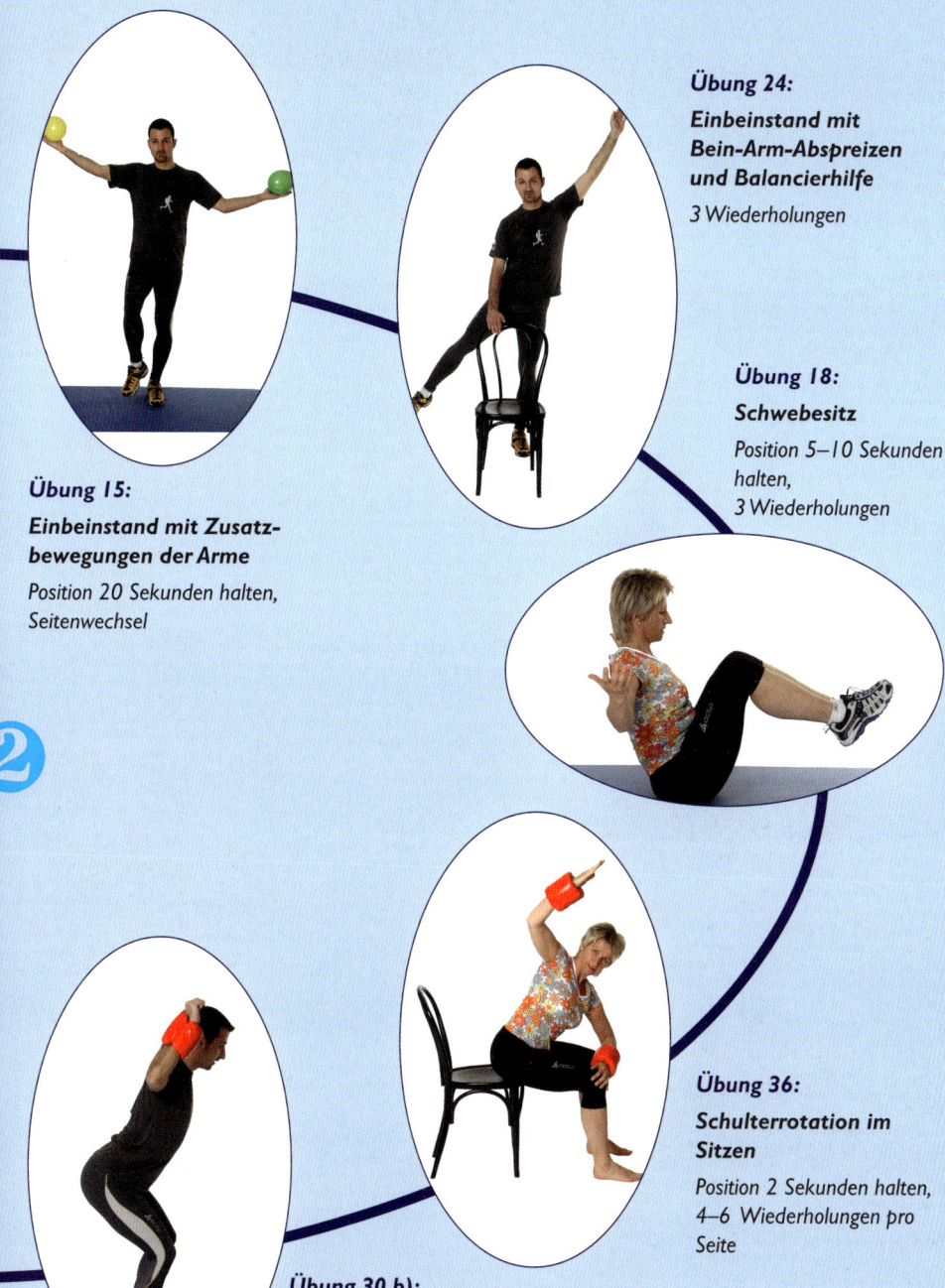

Übung 24:

Einbeinstand mit Bein-Arm-Abspreizen und Balancierhilfe

3 Wiederholungen

Übung 18:

Schwebesitz

Position 5–10 Sekunden halten, 3 Wiederholungen

Übung 15:

Einbeinstand mit Zusatzbewegungen der Arme

Position 20 Sekunden halten, Seitenwechsel

Übung 36:

Schulterrotation im Sitzen

Position 2 Sekunden halten, 4–6 Wiederholungen pro Seite

Übung 30 b):

Rückenstreckübung mit Aufrollen *(ohne Zusatzgewicht)*

6–8 Wiederholungen

Übung 12 b):

Spannungsaufbau mit Hochführen der Arme – labile Unterlage

2 Wiederholungen

Beginn ➤

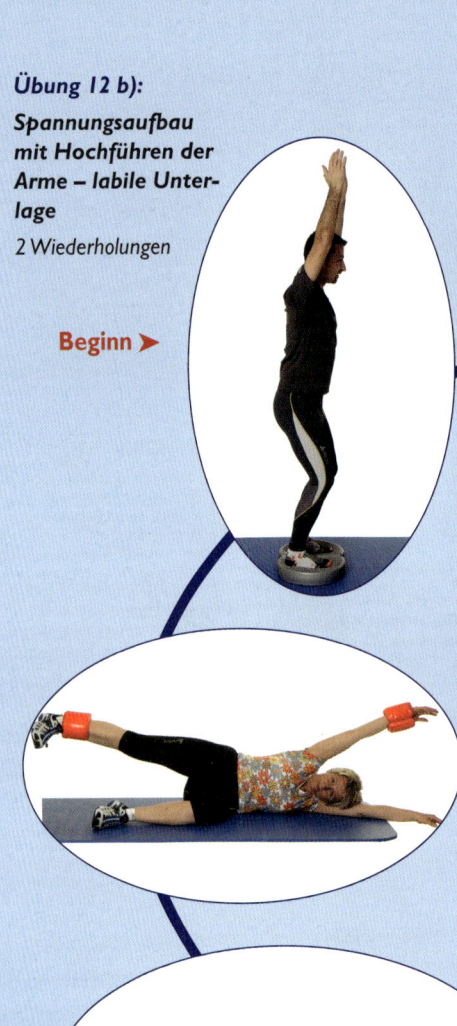

Übung 14 b):

Einbeinstand – geschlossene Augen

10 Sekunden, 2 Wiederholungen, dann Beinwechsel

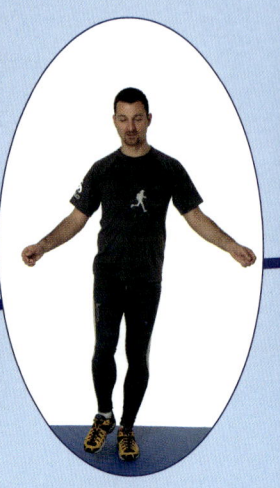

Übung 43 b):

Bein- und Armstrecken in der Seitenlage (ohne Zusatzgewicht)

4–6 Wiederholungen, dann Seitenwechsel

Programm

Übung 50:

Einbeiniger Beckenlift

3 Wiederholungen, dann Beinwechsel

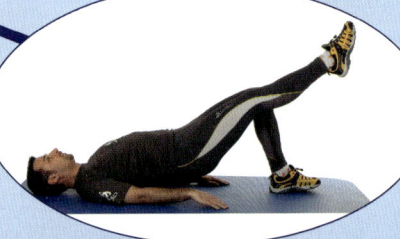

Übung 46:

Halten in der Bauchlage

Position 8–10 Sekunden halten, 3 Wiederholungen

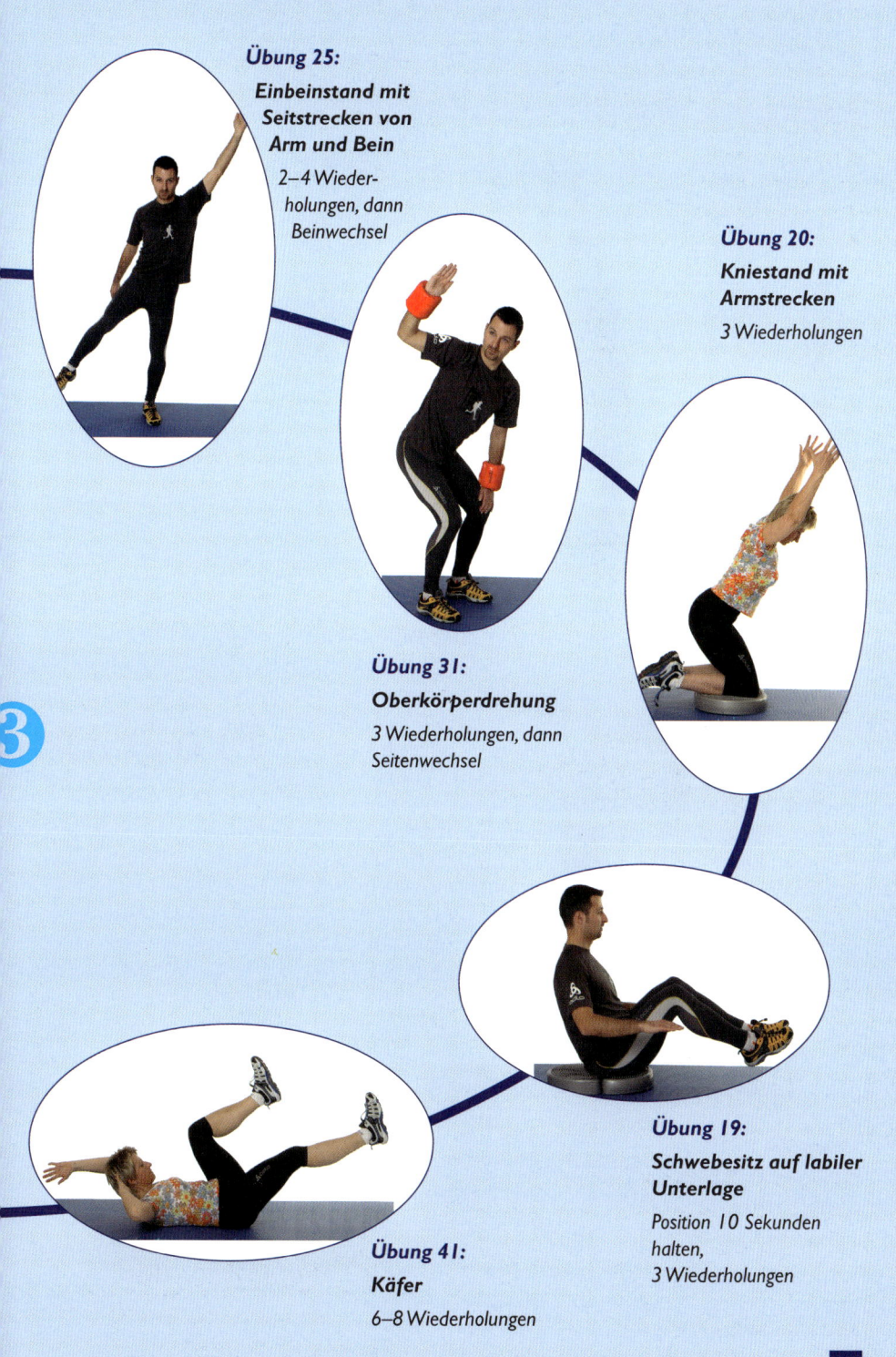

Übung 25:

Einbeinstand mit Seitstrecken von Arm und Bein

2–4 Wiederholungen, dann Beinwechsel

Übung 20:

Kniestand mit Armstrecken

3 Wiederholungen

③

Übung 31:

Oberkörperdrehung

3 Wiederholungen, dann Seitenwechsel

Übung 19:

Schwebesitz auf labiler Unterlage

Position 10 Sekunden halten, 3 Wiederholungen

Übung 41:

Käfer

6–8 Wiederholungen

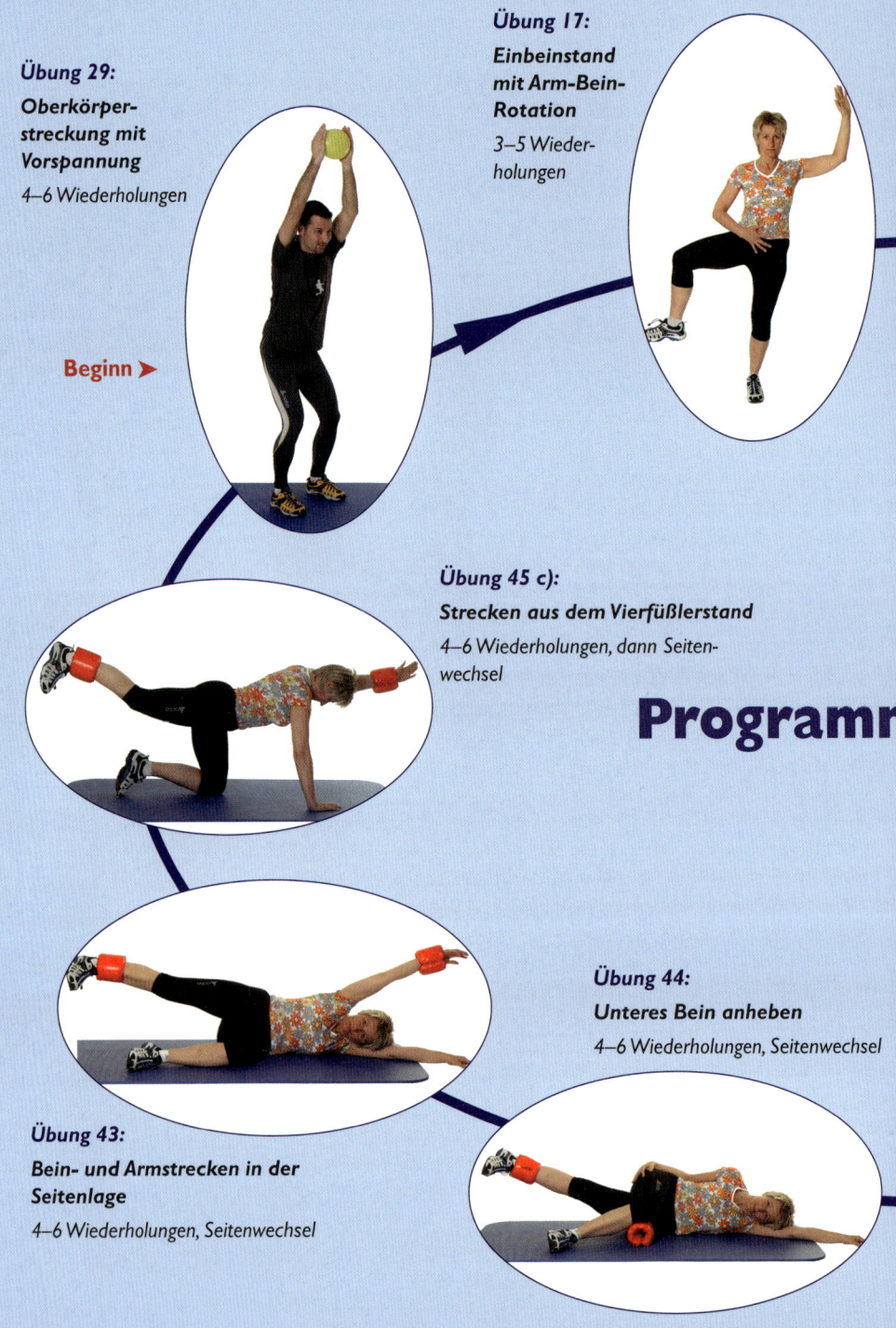

Übung 29:

Oberkörper-streckung mit Vorspannung

4–6 Wiederholungen

Beginn ➤

Übung 17:

Einbeinstand mit Arm-Bein-Rotation

3–5 Wieder-holungen

Übung 45 c):

Strecken aus dem Vierfüßlerstand

4–6 Wiederholungen, dann Seiten-wechsel

Programm

Übung 44:

Unteres Bein anheben

4–6 Wiederholungen, Seitenwechsel

Übung 43:

Bein- und Armstrecken in der Seitenlage

4–6 Wiederholungen, Seitenwechsel

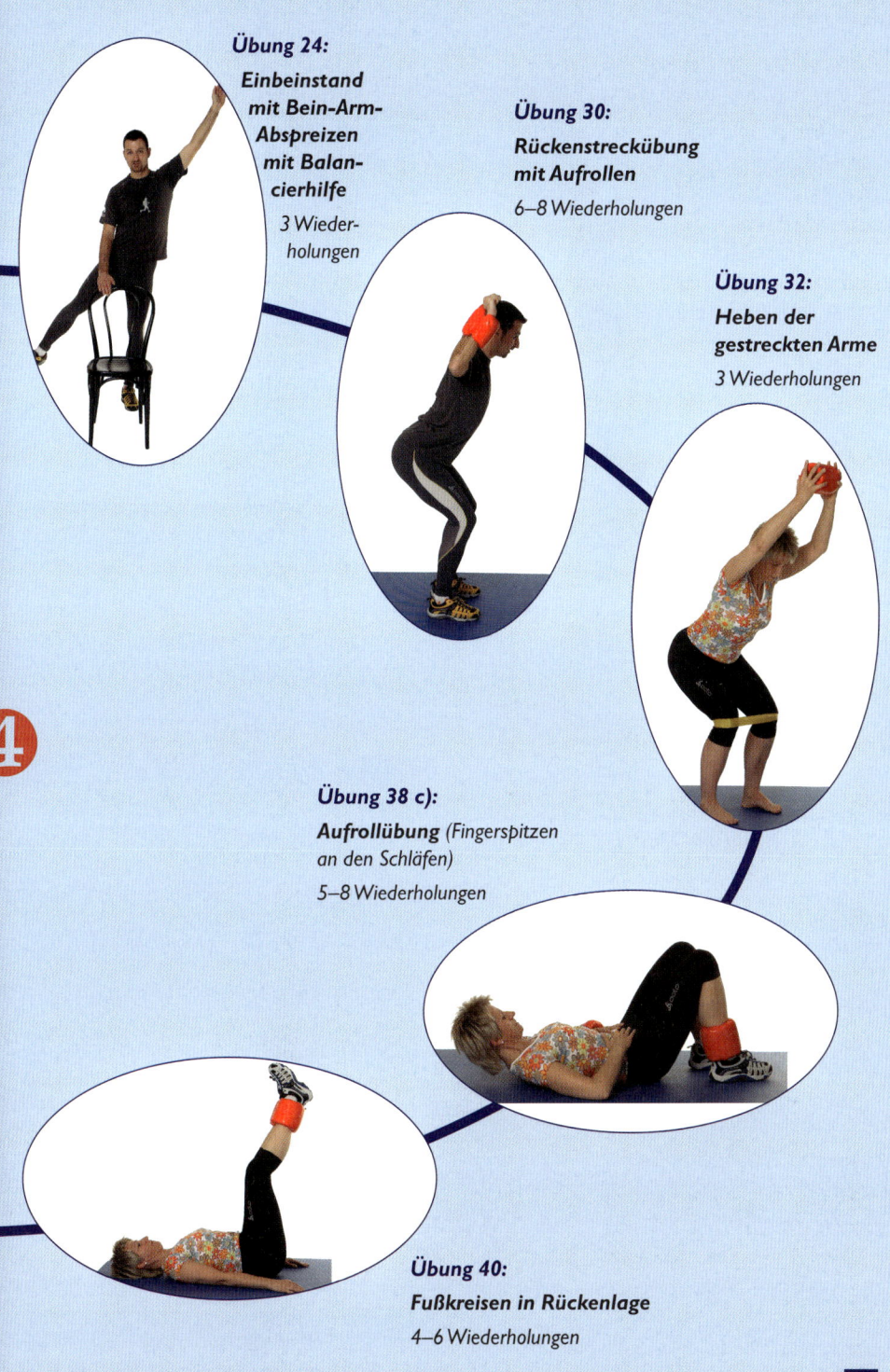

Übung 24:

Einbeinstand mit Bein-Arm-Abspreizen mit Balancierhilfe

3 Wiederholungen

Übung 30:

Rückenstreckübung mit Aufrollen

6–8 Wiederholungen

Übung 32:

Heben der gestreckten Arme

3 Wiederholungen

Übung 38 c):

Aufrollübung (Fingerspitzen an den Schläfen)

5–8 Wiederholungen

Übung 40:

Fußkreisen in Rückenlage

4–6 Wiederholungen

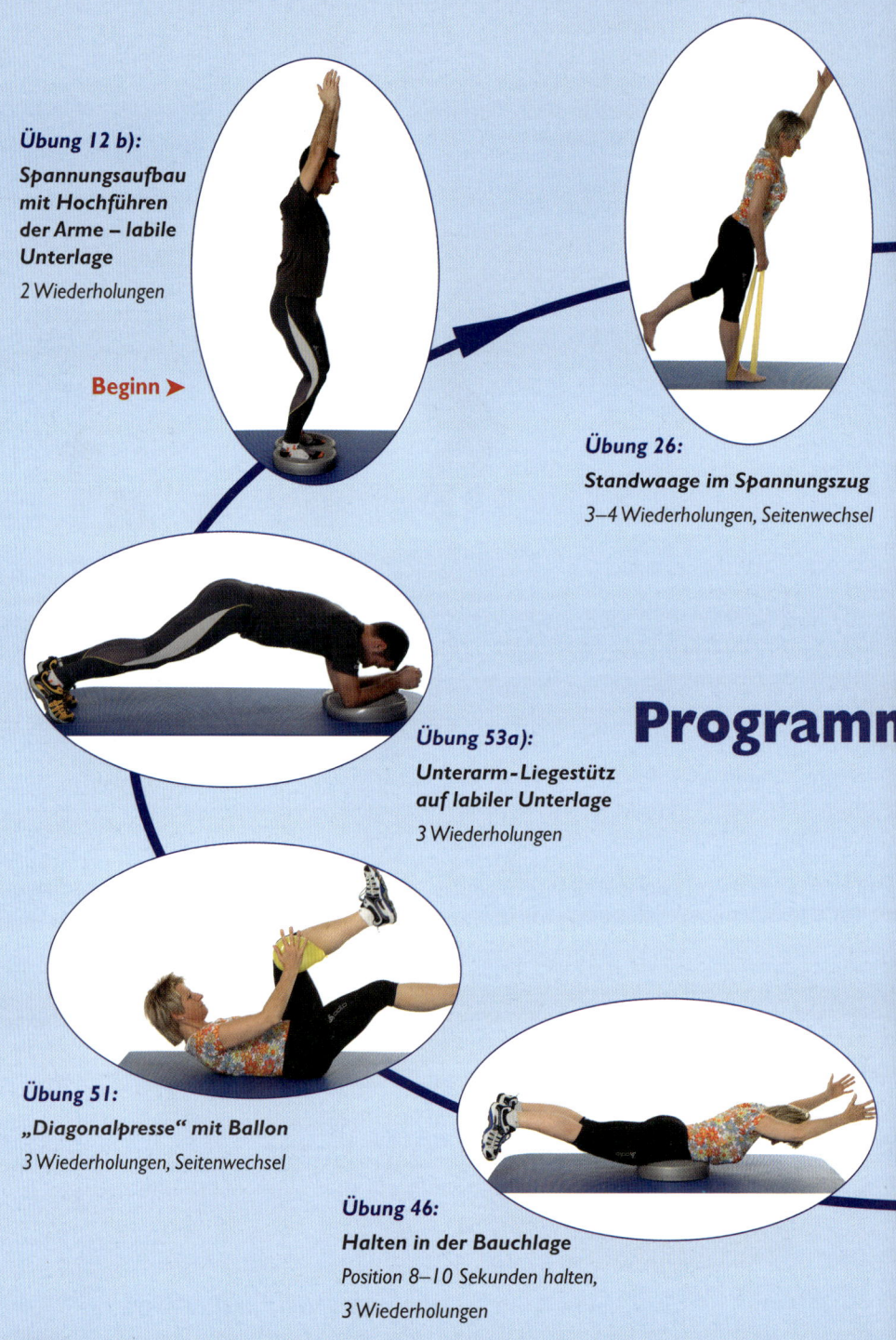

Übung 12 b):

**Spannungsaufbau
mit Hochführen
der Arme – labile
Unterlage**

2 Wiederholungen

Beginn ➤

Übung 26:

Standwaage im Spannungszug

3–4 Wiederholungen, Seitenwechsel

Programm

Übung 53a):

**Unterarm-Liegestütz
auf labiler Unterlage**

3 Wiederholungen

Übung 51:

„Diagonalpresse" mit Ballon

3 Wiederholungen, Seitenwechsel

Übung 46:

Halten in der Bauchlage

Position 8–10 Sekunden halten,
3 Wiederholungen

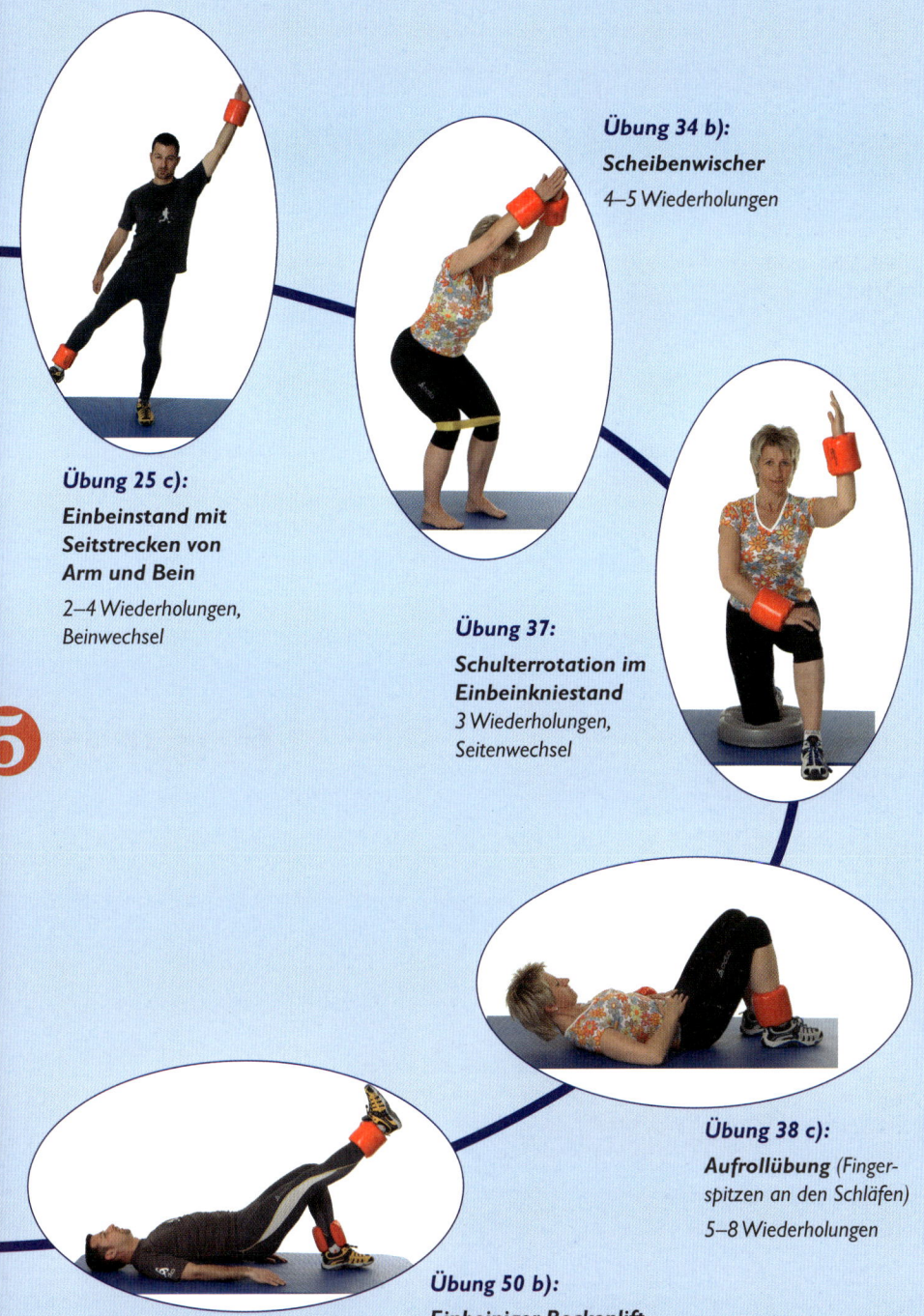

Übung 34 b):

Scheibenwischer

4–5 Wiederholungen

Übung 25 c):

Einbeinstand mit Seitstrecken von Arm und Bein

2–4 Wiederholungen, Beinwechsel

Übung 37:

Schulterrotation im Einbeinkniestand

3 Wiederholungen, Seitenwechsel

Übung 38 c):

Aufrollübung (Fingerspitzen an den Schläfen)

5–8 Wiederholungen

Übung 50 b):

Einbeiniger Beckenlift

3 Wiederholungen, Beinwechsel

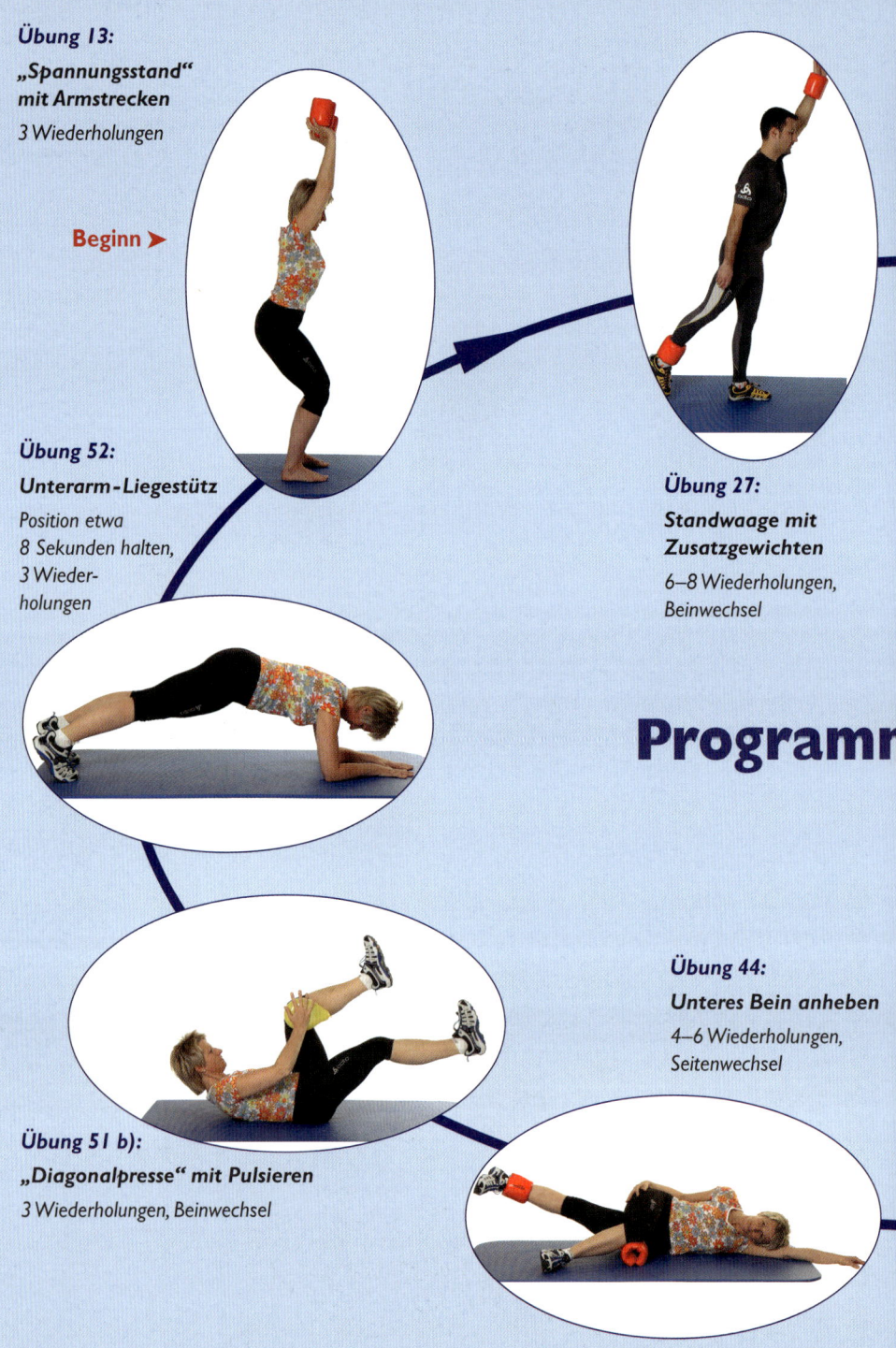

Übung 13:

**„Spannungsstand"
mit Armstrecken**

3 Wiederholungen

Beginn ➤

Übung 52:

Unterarm-Liegestütz

*Position etwa
8 Sekunden halten,
3 Wieder-
holungen*

Übung 27:

**Standwaage mit
Zusatzgewichten**

*6–8 Wiederholungen,
Beinwechsel*

Programm

Übung 44:

Unteres Bein anheben

*4–6 Wiederholungen,
Seitenwechsel*

Übung 51 b):

„Diagonalpresse" mit Pulsieren

3 Wiederholungen, Beinwechsel

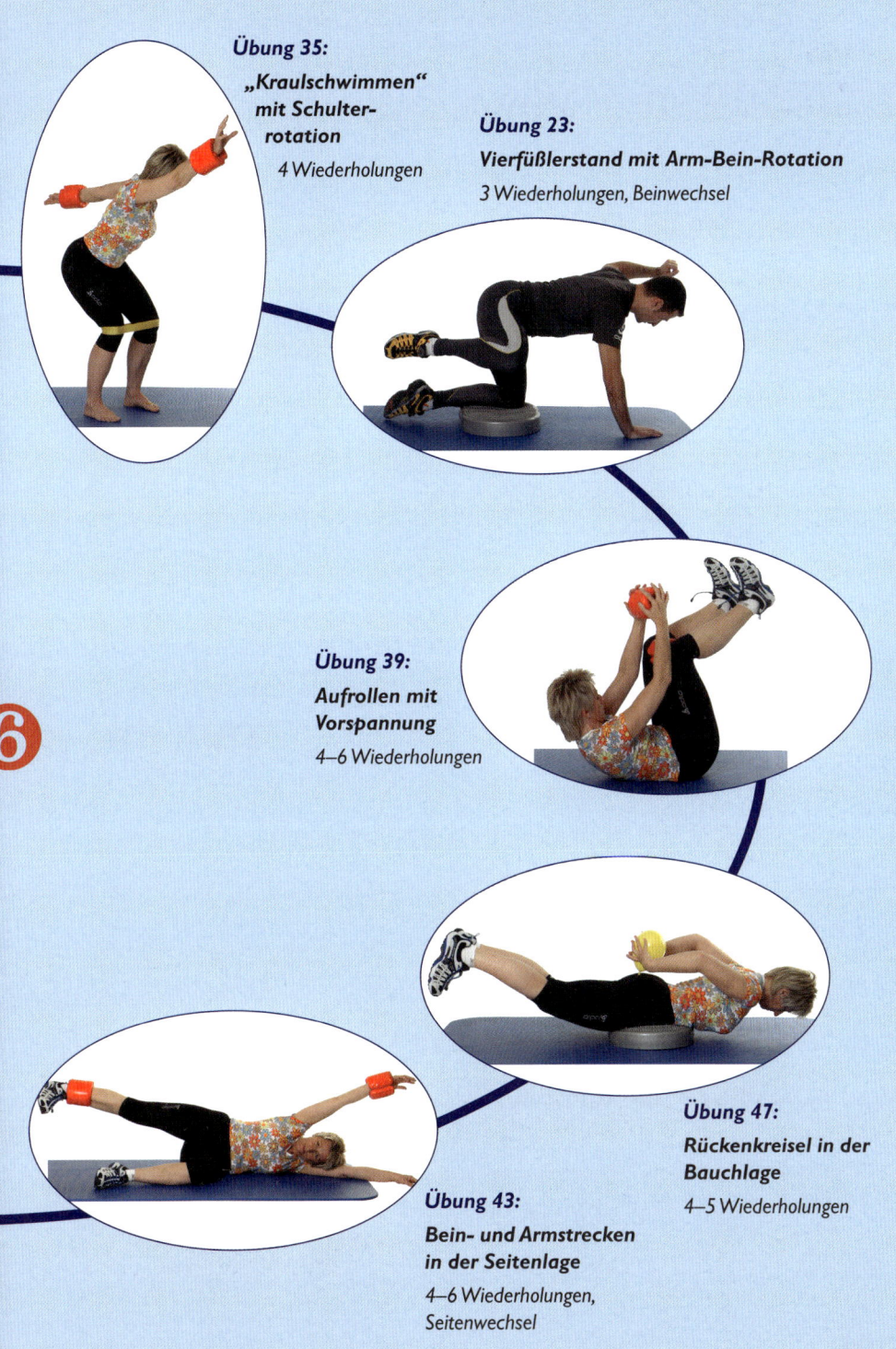

Übung 35:
„Kraulschwimmen"
mit Schulter-
rotation
4 Wiederholungen

Übung 23:
Vierfüßlerstand mit Arm–Bein-Rotation
3 Wiederholungen, Beinwechsel

Übung 39:
Aufrollen mit Vorspannung
4–6 Wiederholungen

Übung 47:
Rückenkreisel in der Bauchlage
4–5 Wiederholungen

Übung 43:
Bein- und Armstrecken in der Seitenlage
4–6 Wiederholungen, Seitenwechsel

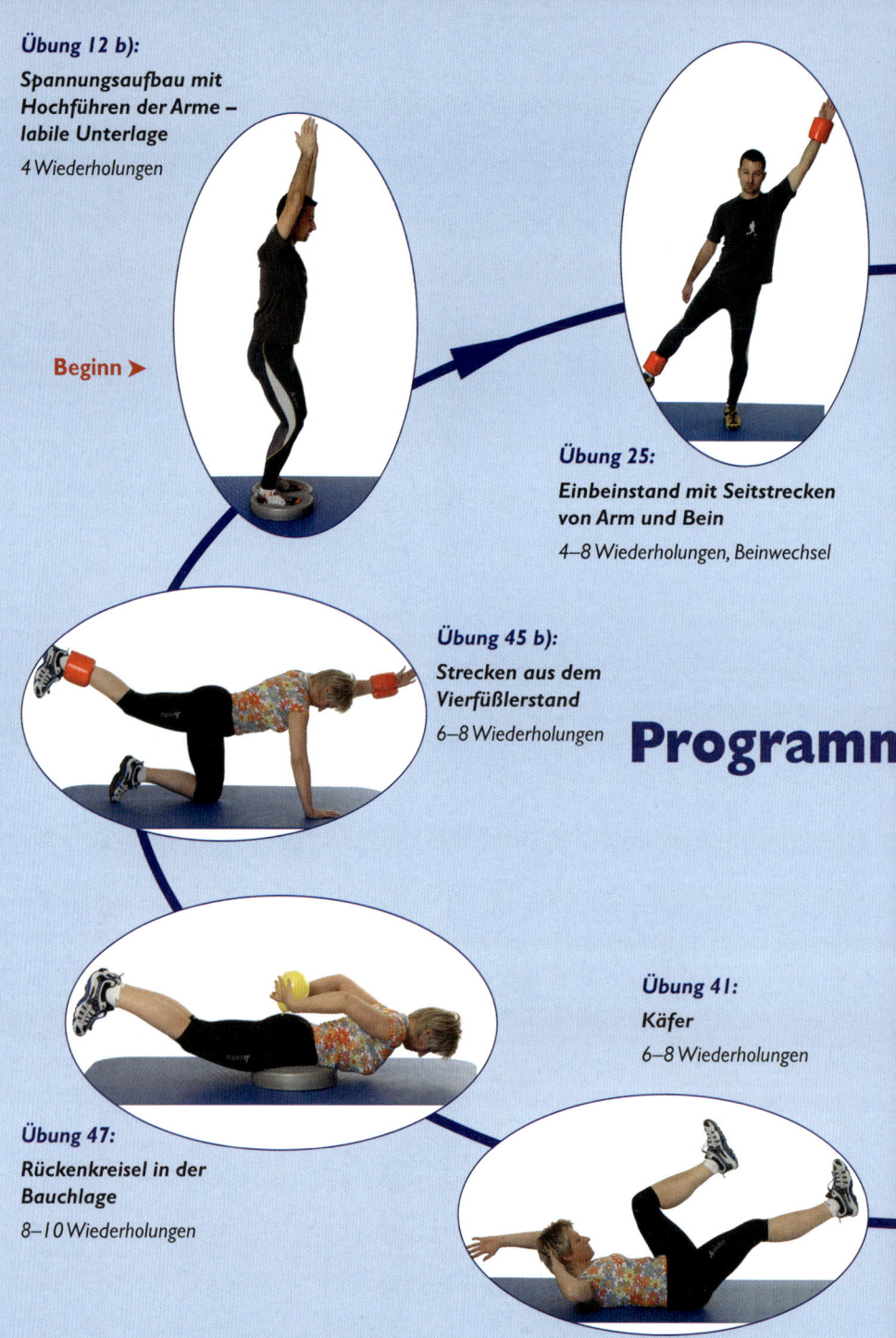

Übung 12 b):

Spannungsaufbau mit Hochführen der Arme – labile Unterlage

4 Wiederholungen

Beginn ➤

Übung 25:

Einbeinstand mit Seitstrecken von Arm und Bein

4–8 Wiederholungen, Beinwechsel

Übung 45 b):

Strecken aus dem Vierfüßlerstand

6–8 Wiederholungen

Programm

Übung 41:

Käfer

6–8 Wiederholungen

Übung 47:

Rückenkreisel in der Bauchlage

8–10 Wiederholungen

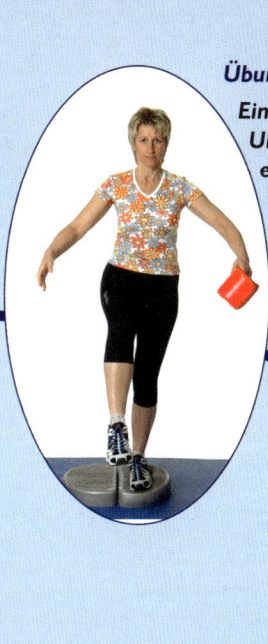

Übung 16:

Einbeinstand auf labiler Unterlage mit Kreisen eines Zusatzgerätes um den Körper

6 Wiederholungen, Beinwechsel

Übung 19 c):

Schwebesitz auf labiler Unterlage

Abwechselndes Beinstrecken, 6 Wiederholungen

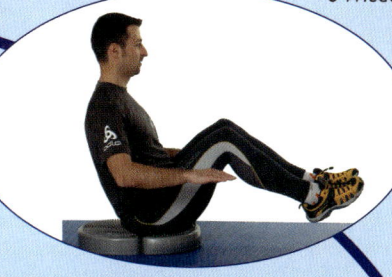

7

Übung 30:

Rückenstreckübung mit Aufrollen

6–8 Wiederholungen

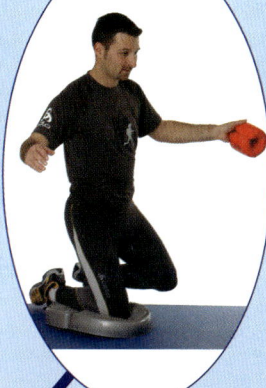

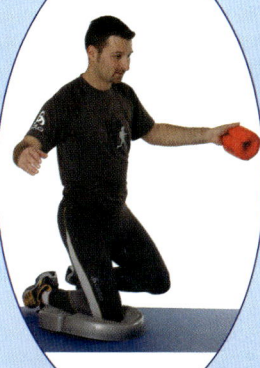

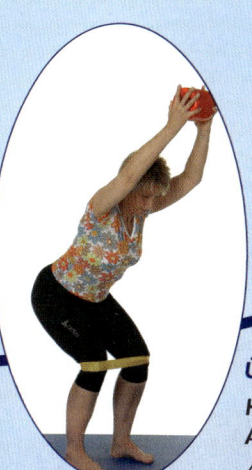

Übung 22:

Einbeinkniestand mit Kreisen eines Clips um den Körper

10 Wiederholungen, Beinwechsel

Übung 32:

Heben der gestreckten Arme

6 Wiederholungen

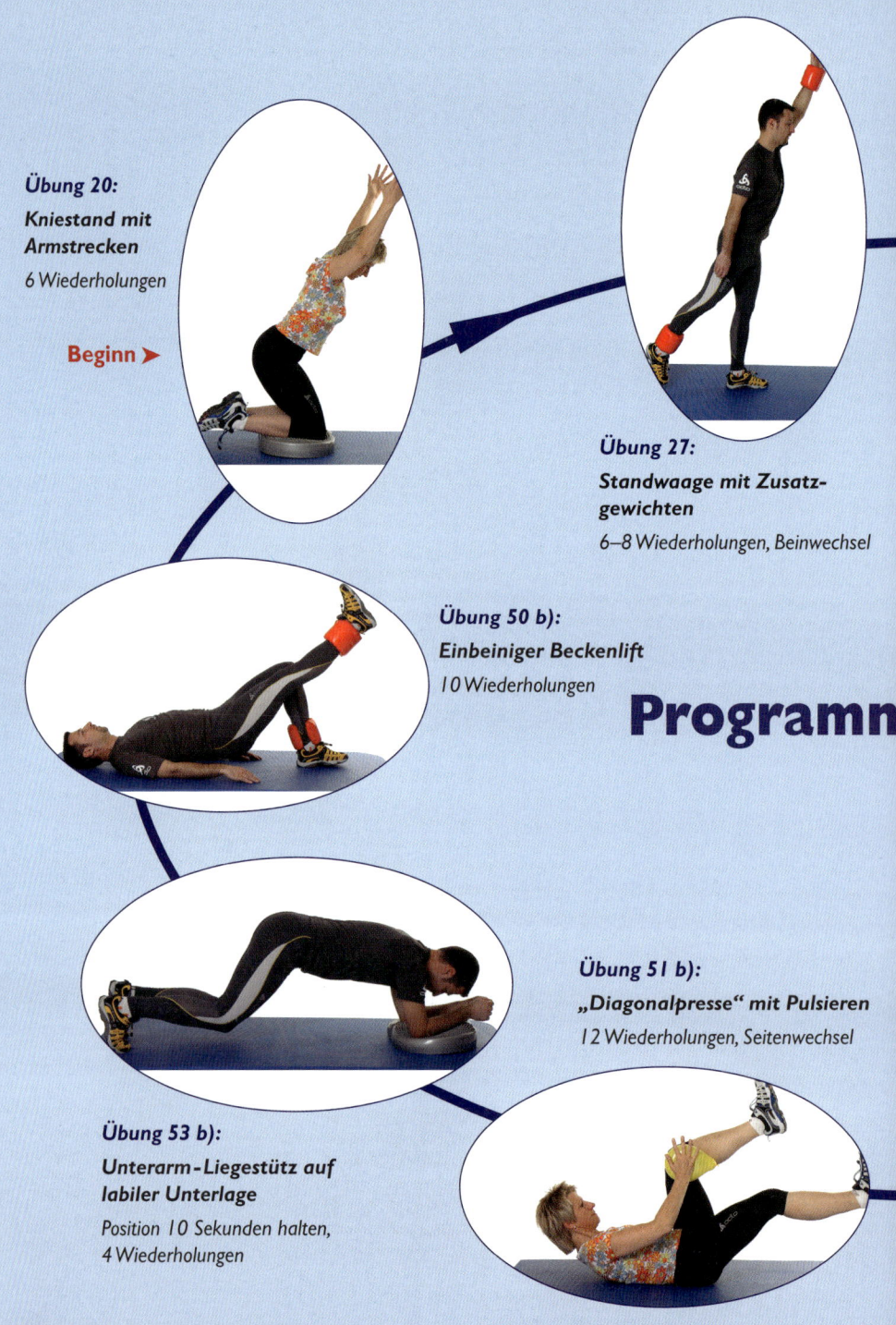

Übung 20:

Kniestand mit Armstrecken

6 Wiederholungen

Beginn ➤

Übung 27:

Standwaage mit Zusatz-gewichten

6–8 Wiederholungen, Beinwechsel

Übung 50 b):

Einbeiniger Beckenlift

10 Wiederholungen

Programm

Übung 51 b):

„Diagonalpresse" mit Pulsieren

12 Wiederholungen, Seitenwechsel

Übung 53 b):

Unterarm-Liegestütz auf labiler Unterlage

Position 10 Sekunden halten, 4 Wiederholungen

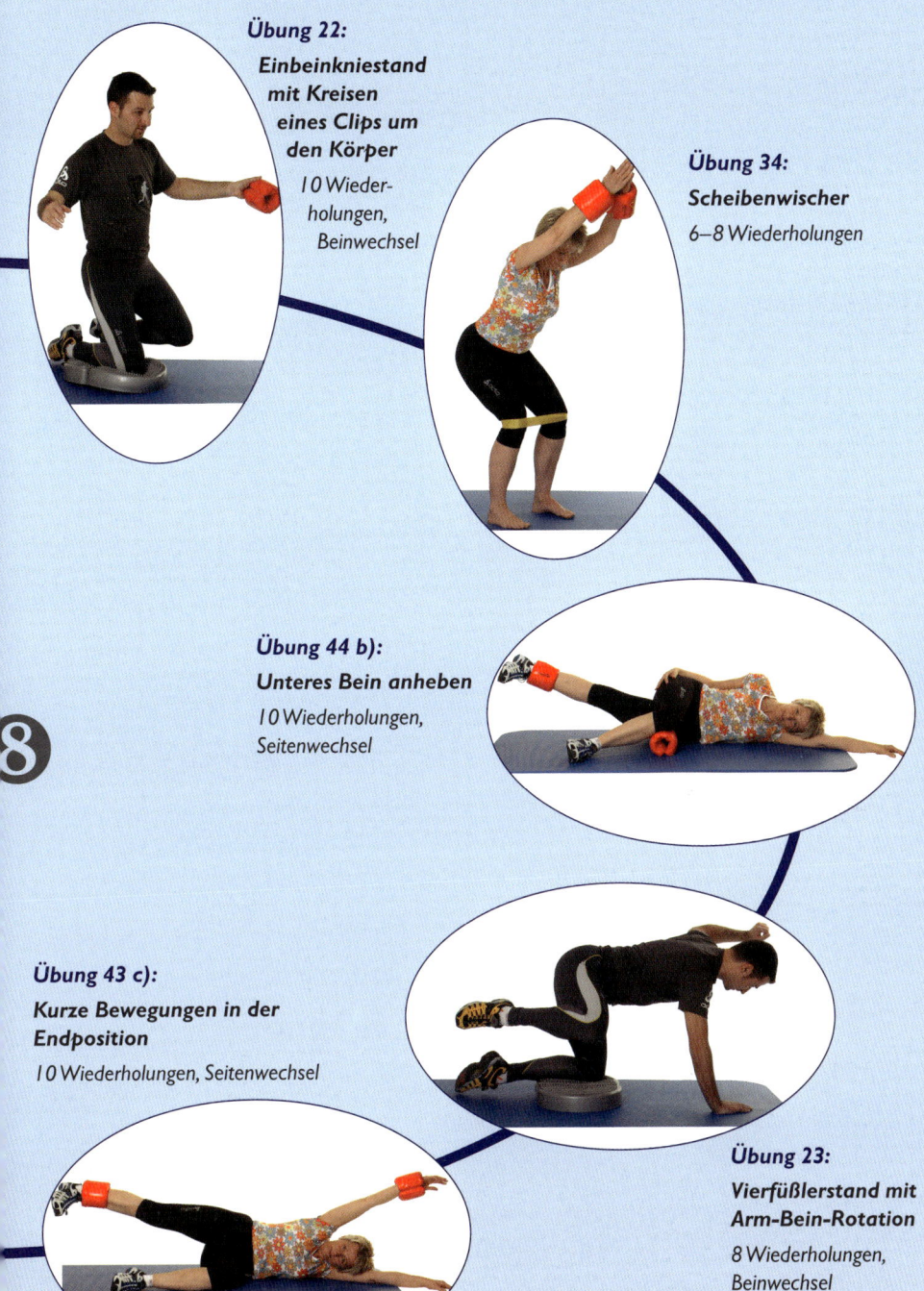

Übung 22:

Einbeinkniestand mit Kreisen eines Clips um den Körper

10 Wiederholungen, Beinwechsel

Übung 34:

Scheibenwischer

6–8 Wiederholungen

Übung 44 b):

Unteres Bein anheben

10 Wiederholungen, Seitenwechsel

Übung 43 c):

Kurze Bewegungen in der Endposition

10 Wiederholungen, Seitenwechsel

Übung 23:

Vierfüßlerstand mit Arm-Bein-Rotation

8 Wiederholungen, Beinwechsel

8

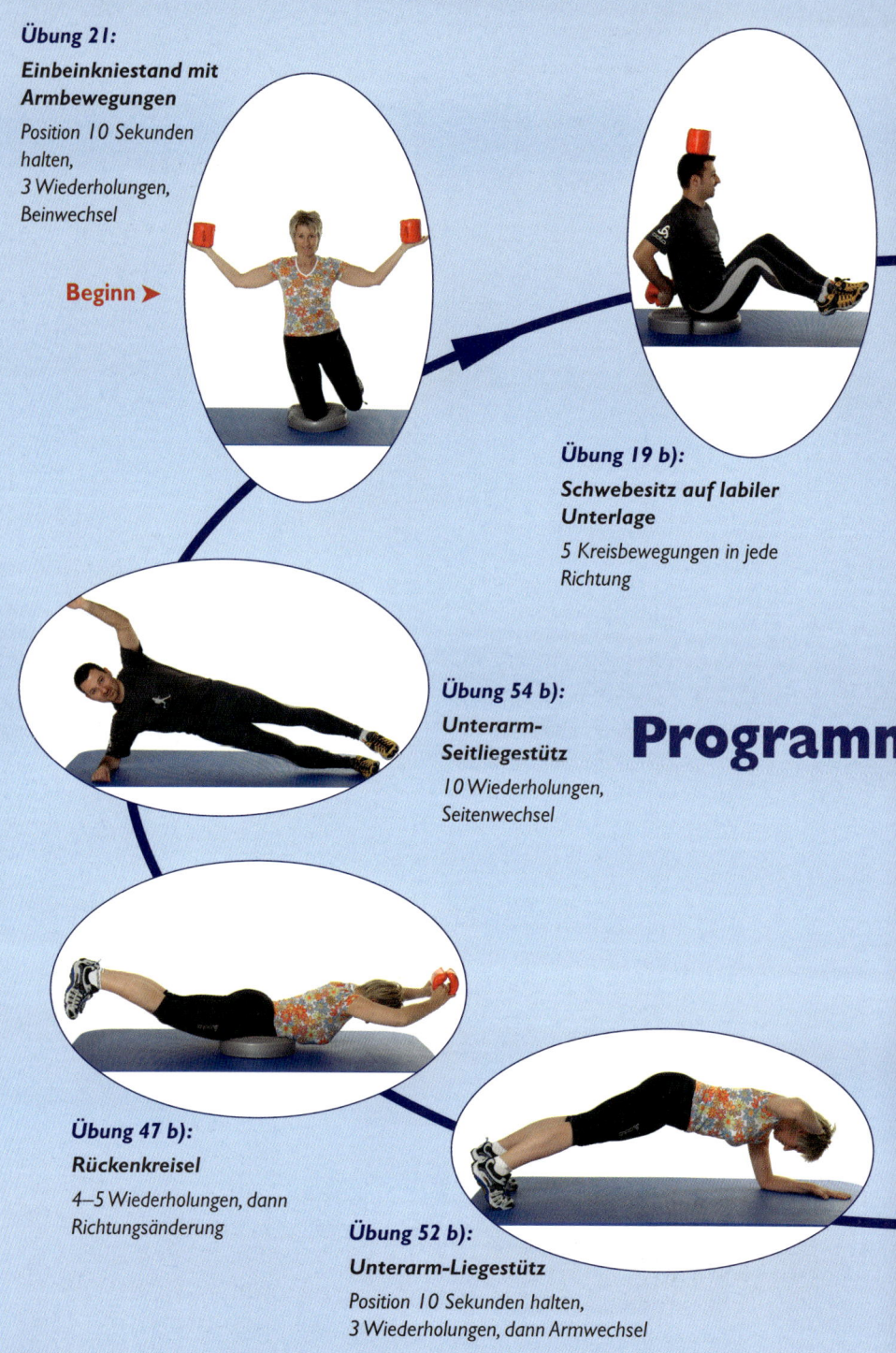

Übung 21:

Einbeinkniestand mit Armbewegungen

Position 10 Sekunden halten,
3 Wiederholungen,
Beinwechsel

Beginn ➤

Übung 19 b):

Schwebesitz auf labiler Unterlage

5 Kreisbewegungen in jede Richtung

Übung 54 b):

Unterarm-Seitliegestütz

10 Wiederholungen,
Seitenwechsel

Programm

Übung 47 b):

Rückenkreisel

4–5 Wiederholungen, dann Richtungsänderung

Übung 52 b):

Unterarm-Liegestütz

Position 10 Sekunden halten,
3 Wiederholungen, dann Armwechsel

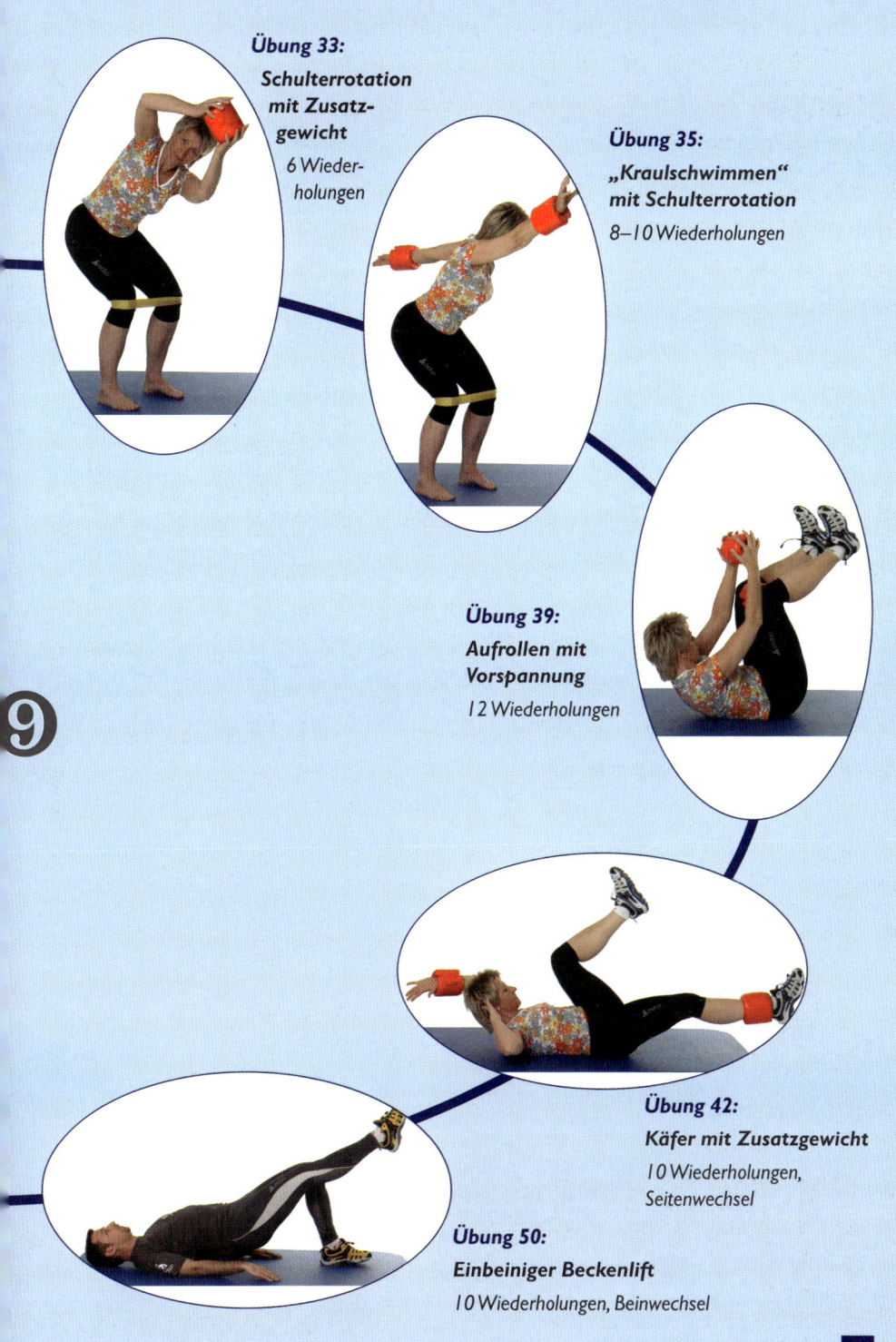

Übung 33:

Schulterrotation mit Zusatzgewicht

6 Wiederholungen

Übung 35:

„Kraulschwimmen" mit Schulterrotation

8–10 Wiederholungen

⑨

Übung 39:

Aufrollen mit Vorspannung

12 Wiederholungen

Übung 42:

Käfer mit Zusatzgewicht

10 Wiederholungen, Seitenwechsel

Übung 50:

Einbeiniger Beckenlift

10 Wiederholungen, Beinwechsel

Abduktion: Abspreizen eines Gliedes von der Körpermitte nach außen.

Adduktion: Heranbringen eines Gliedes zur Körpermitte.

Agonist: Muskel, der im Zusammenwirken mit anderen Muskeln und in Abstimmung mit einem entgegenwirkenden Muskel (Antagonist) eine bestimmte Funktion übernimmt.

Antizipation: Vorwegnahme einer Handlung.

BWS: Brustwirbelsäule.

Dysbalance: Muskuläre D., gestörtes neuromuskuläres Zusammenspiel und/oder Ungleichgewicht zwischen der an einem Gelenk angreifenden Muskulatur.

Elektromyographie (EMG): Verfahren zur Aufzeichnung der elektrischen Vorgänge am Muskel.

Exzentrisch: Nachgebende Arbeit der Muskulatur.

Faszie: Muskelbinde aus straffem, elastizitätsarmem Bindegewebe. Sorgt dafür, dass der Muskel bzw. die Muskelgruppe in der richtigen Lage und damit einsatzbereit bleibt. Gelegentlich dienen diese Faszien auch anderen Muskeln als Ursprungs- oder Ansatzstellen.

HWS: Halswirbelsäule.

Isometrisch: Kontraktion der Muskulatur ohne äußere Längenänderung.

Ko-Aktivierung: Mitaktivierung oder synergistische Muskelaktivierung. Vgl. Ko-Kontraktion.

Ko-Kontraktion: Gemeinsame Anspannung von Muskeln, die sonst auch antagonistisch arbeiten können. Sie ist besonders wichtig in der Stabilisation von Gelenken. Die Muskelspannung kann dabei differieren, um eine bestimmte Position des Gelenks zu halten.

Kontralateral: Auf der anderen Seite.

Konzentrisch: Zusammenziehende Arbeit der Muskulatur.

Koordination: Zusammenwirken von Zentralnervensystem und Skelettmuskulatur innerhalb eines gezielten Bewegungsablaufes.

Lateral: Weg von der Körpermitte.

Lumbal: In der Lendenwirbelsäule.

LWS: Lendenwirbelsäule.

Mobilisation: Übungen für Muskeln und Gelenke mit dem Ziel der Verbesserung der Beweglichkeit und neuromuskulären Aktivierung.

Muskelschlinge: Zu gemeinsamem Handeln zusammengeschlossene Muskelgruppen. Ein der reinen Funktion eines Muskels übergeordnetes System. Synonym: Muskelkette.

Neuromuskuläres Zusammenspiel: Nerv-Muskel-Zusammenspiel.

Neutrale Position: Gelenkswinkel im entspannten Zustand.

Passive Strukturen: Sammelbegriff für Sehnen, Knochen, Bänder, Knorpel. Stellt den Gegensatz zur aktiv bewegbaren Muskulatur dar.

Prävention: Inhalte, Konzepte und praktische Maßnahmen zur Erhaltung von Gesundheit bzw. zur Verhinderung von Krankheiten.

Propriozeption: Gesamtheit der körperlichen Empfindungen und Informationen, die über die Sinnesorgane aus den Muskeln, Sehnen und Gelenken bezogen werden.

ROM: Range of Motion = Bewegungsamplitude.

Segment (Bewegungs-): Kleinste funktionelle Einheit der Wirbelsäule. Besteht aus der Gesamtheit zweier Wirbelkörper (mit Bändern und Muskeln und der Zwischenwirbelscheibe).

Sensomotorik: Zusammenspiel von sensorischen und motorischen Leistungen. Das bedeutet, dass Bewegungen durch Sinnesrückmeldungen gesteuert und kontrolliert werden.

Begriffserklärung

Synergist: Eine die Arbeit des Agonisten unterstützenden Muskel.

Tonus: Eigen- oder Grundspannung eines Muskels.

Quellennachweis

ALBRECHT, K.: Körperhaltung – Haltungskorrektur und Stabilität in Training und Alltag. Haug, Stuttgart, 2003.

BERGMARK, A.: Stability of the lumbar spine. A study in mechanial engineering. Acta Orthopaedica Scandinavia 230, 1989.

COMERFORD M. J./MOTTRAM, S. L.: Functional Stability. Retraining: Principles and Strategies for Managing Mechanical Dysfunctions. Manual Therapy 2001, 6.

GOTTLOB, A.: Differenziertes Krafttraining mit Schwerpunkt Wirbelsäule. 2. Aufl., Urban & Fischer, München 2006.

HODGES, P. W./RICHARDSON, C. A.: Inefficient muscular stabilization of the lumbar spine associated with low back pain. A motor control evaluation of transversus abdominis. Spine, 1996.

LEE, D.: The pelvic girdle, 3rd edition. Churchill Livingstone, 2004.

MULDER, T.: Das adaptive Gehirn – über Bewegung, Bewusstsein und Verhalten. Thieme, Stuttgart 2005.

PANJABI, M.: The stabilizing System of the Spine. Part 1 and 2. Journal of Spinal Disorder. 1992, 5.

PORTERFIELD, J. A./DE ROSA, C.: Mechanical low back pain: perspectives in functional anatomy. 2nd ed. Philadelphia, 1998.

SPITZER, M.: Lernen – Gehirnforschung und die Schule des Lebens. Spektrum Akademischer Verlag, Heidelberg 2006.

STREICHER H.: Sanftes Rückentraining – Effekte einer therapeutischen Rückenschule unter besonderer Berücksichtigung eines propriozeptiv-koordinativen Trainings. Kovac, Hamburg, 2004.

RICHARDSON, C. et al.: Therapeutic Exercise for Spinal Stabilization in Low Back Pain. Churchill Livingstone. Edinburgh, 1992.

RÖTHIG, H. P., PROHL (Hrsg.): Sportwissenschaftliches Lexikon. Hofmann, Schorndorf, 2003.

TITTEL, K.: Beschreibende und funktionelle Anatomie des Menschen. Urban & Fischer, 2003.

Abbildungsnachweis

Alle nicht besonders gekennzeichneten Fotos: Dr. Günther Pappert, Gertraud Prettenthaler, Herbert Prettenthaler, alle Salzburg/Österreich, Bernd Schmölzer, Radenthein/Österreich

Foto S. VI (Geleitwort): Bernd Schmölzer, Radenthein/Österreich

Alle nicht besonders gekennzeichneten Grafiken: Dieter Pappert, St. Lorenz bei Mondsee/Österreich

centrics

Was ist Centrics?

- Ein modernes Muskel-Trainingskonzept, das speziell für die Stabilisierung, Koordinierung und Kräftigung der Körpermitte entwickelt wurde
- Trainiert alle Leistungskomponenten für einen stabilen Rumpf:
- Körperspannung
- Propriozeption
- Koordination
- Muskelkraft

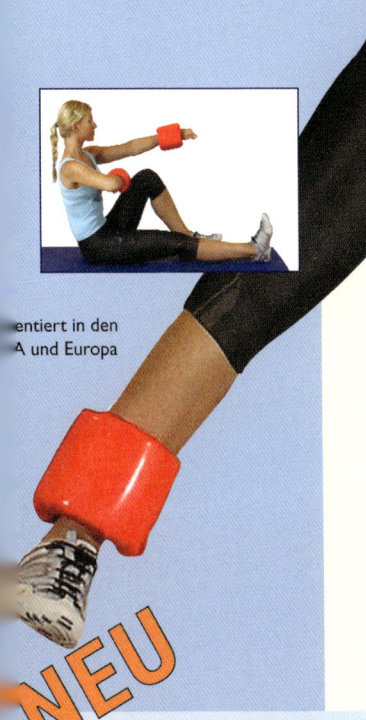

...entiert in den ...A und Europa

NEU

Entwickelt am Institut für Sportwissenschaften der Universität Salzburg

Was ist PowerClip?

PowerClip ist ein speziell für Centrics entwickeltes, selbsthaltendes Gewichtssystem. Es ist das einzige »All-in-one«-System (Hantel, Manschette, Medizinball) auf dem Markt und das ideale Zusatzgewicht für das Core-Training in der Gruppe oder zu Hause.

Die Vorteile von PowerClip:

- *Denkbar einfach in der Handhabung. ... nur aufstecken und starten*
- *Intensität und Übungsform in Sekundenschnelle veränderbar. ... optimal für Heim- und Gruppentraining*
- *Unterstützt bewährte Fitnessangebote (Pilates, Fitball, Aerobic usw.)*
- *Handlich, angenehm zu tragen*
- *Für Fitness, Rehabilitation, Therapie, Kinder-, Senioren u. Behindertensport*

PowerClips *gibt es in Gewichten von 0,7; 0,9 und 1,2 kg*
Sonderkonditionen für Gruppen!

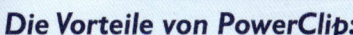

www.powerclip.org
www.centrics.org
www.centricsacademy.com

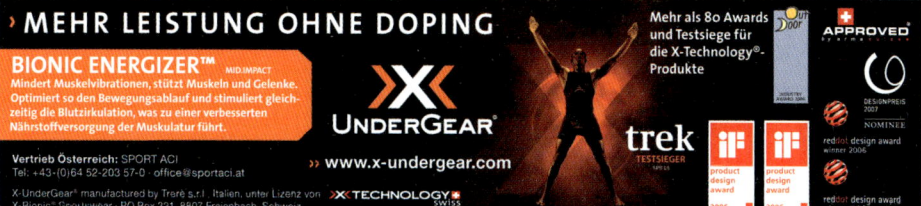

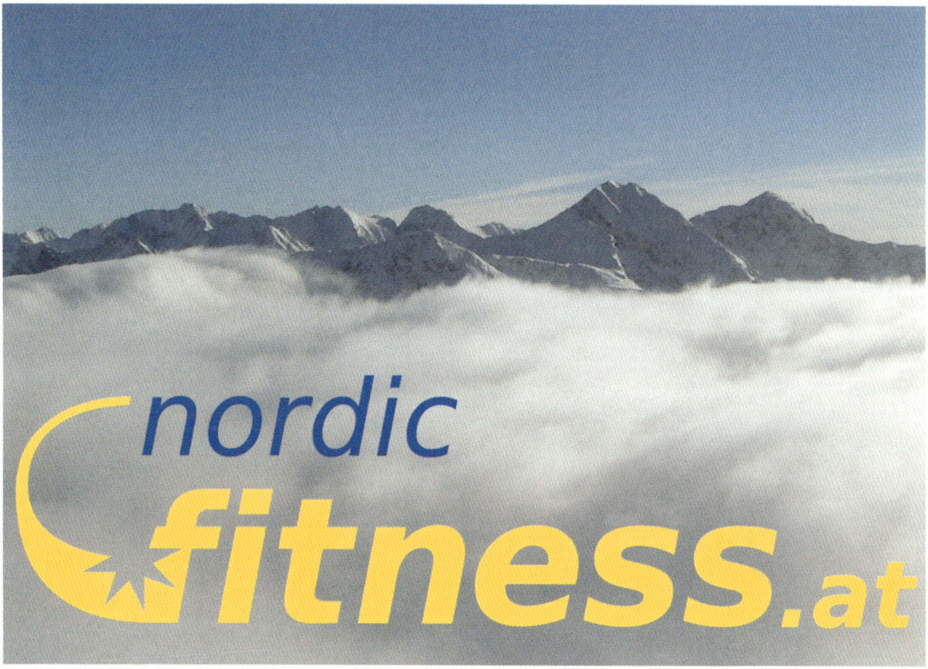

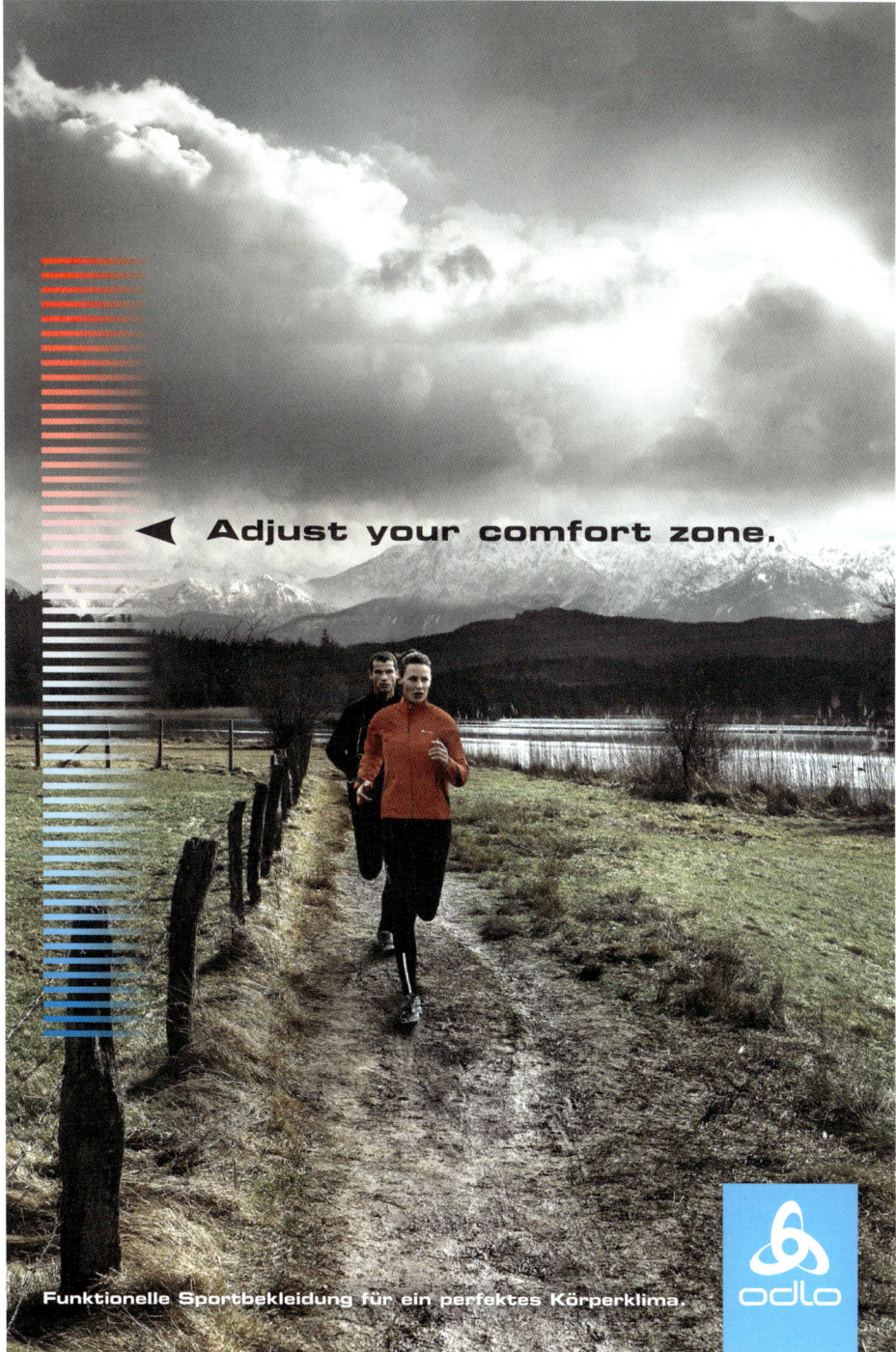

Adjust your comfort zone.

Funktionelle Sportbekleidung für ein perfektes Körperklima.

odlo